U0878542

# 老年医学临床诊疗进展

李世彬　高佳　钟荣荣　◎主编

黑龙江科学技术出版社
HEILONGJIANG SCIENCE AND TECHNOLOGY PRESS

**图书在版编目（CIP）数据**

老年医学临床诊疗进展 / 李世彬, 高佳, 钟荣荣主编. -- 哈尔滨 : 黑龙江科学技术出版社, 2025. 7.

ISBN 978-7-5719-2983-1

Ⅰ. R592

中国国家版本馆CIP数据核字第2025FP9032号

**老年医学临床诊疗进展**

LAONIAN YIXUE LINCHUANG ZHENLIAO JINZHAN

李世彬 高佳 钟荣荣 主编

---

**责任编辑** 刘 杨

**封面设计** 了然文化

**出　　版** 黑龙江科学技术出版社

地址：哈尔滨市南岗区公安街70-2号 邮编：150007

电话：（0451）53642106 传真：（0451）53642143

网址：www.lkcbs.cn

**发　　行** 全国新华书店

**印　　刷** 哈尔滨午阳印刷有限公司

**开　　本** 787 mm ×1092 mm　1/16

**印　　张** 11.75

**字　　数** 235千字

**版　　次** 2025年7月第1版

**印　　次** 2025年7月第1次印刷

**书　　号** ISBN 978-7-5719-2983-1

**定　　价** 58.00元

---

# 《老年医学临床诊疗进展》
# 编委会

**主　编**


李世彬　天津医科大学总医院保健医疗部

高　佳　天津医科大学总医院保健医疗部

钟荣荣　天津医科大学总医院保健医疗部


**副主编**


张雯琴　天津医科大学总医院保健医疗部

王艳惠　天津医科大学总医院保健医疗部

肖广辉　天津医科大学总医院保健医疗部

# 前　言

老年群体由于生理功能衰退、多种慢性疾病共存等特点，在疾病的发生、发展、诊断和治疗上都与其他年龄段人群存在显著差异。传统的医学模式和诊疗手段已难以满足老年患者复杂多样的健康需求。在此背景下，老年医学作为一门专注于研究老年人健康和疾病的学科，越发凸显其重要性。为了及时总结和传播老年医学领域的最新临床诊疗成果，推动老年医学进一步发展，我们精心编写了本书。

本书旨在为广大从事老年医学临床工作的医护人员、相关科研人员以及医学生提供一本全面、实用且紧跟前沿的参考书籍。通过系统介绍老年医学临床诊疗的新理论、新技术、新方法，帮助读者拓宽知识面，提升临床思维能力和诊疗水平，更好地为老年患者服务。

在内容方面，本书涵盖了多个重要板块。首先，详细阐述了人体衰老的生理机制和老年病的临床特点，使读者对老年疾病有深入的认识。其次，重点介绍了老年神经系统、老年呼吸系统、老年心血管系统、老年代谢与内分泌系统、老年血液系统、老年泌尿系统疾病等各类疾病的基本情况和治疗方案，包括临床表现、诊断与鉴别诊断、药物治疗的新进展、新型非药物治疗手段以及多学科综合治疗策略等。

我们衷心希望《老年医学临床诊疗进展》这本书能够成为老年医学领域的得力助手，为提高老年患者的医疗服务质量、促进老年医学事业的蓬勃发展贡献一份力量。

# 目　录

# 第一章 老年病概述

## 第一节 人体衰老的生理机制

### 一、人类的最高寿限

预测生物的最高寿限，是研究防治衰老的目标和依据。人的生物学极限寿命究竟多高？从对哺乳动物的研究推断，预测人类最高寿限的方法有三种。

青春期的5～6倍：健康人的青春期是20～22岁，因此人的生物学极限寿命应是110～120岁。

成长期的5～7倍：如猫的成长期是1.5年，寿命8～10年；狗的成长期是2年，寿命10～15年；牛的成长期是4年，寿命20～30年；马的成长期是5年，寿命30～40年。人类骨骼成长期为20～25年，因此人类寿命为100～150岁。

细胞分裂次数乘平均每次分裂周期：动物的正常细胞在体外培养都有一定的生命周期，没有一种细胞在体外能无限期地繁殖下去而不停止。不同种属动物的胚胎成纤维细胞的分裂次数与其平均最大寿命有一定的关联，即细胞分裂次数（代）×平均每次分裂周期=该动物的寿命。如小鼠细胞分裂12次，分裂周期为3个月，其寿命为3年；鸡细胞分裂25次，分裂周期为1～2年，其寿命为30年。人的胚胎二倍成纤维细胞一般分裂50代（即分裂50次）便停止下来，平均每次分裂周期为2.4年，因此人类寿命估计约为120岁。

前两种方法为推理所得结果；第三种方法以实验研究为依据，故较为准确合理。不论以哪种方法推算，人寿上限均超过百岁大关。但据世界各国统计，目前平均寿命为70多岁。因此在人生活过程中一定有很多因素影响机体，使之在达到天然寿命之前即趋衰亡。

### 二、影响人寿命的因素

研究影响寿命的因素是提高健康水平，达到延年益寿的重要环节。已知影响人类寿命的因素可分为先天和后天两类。

#### （一）先天因素

生物寿命的长短与其进化形成的不同遗传特性密切相关，因此，不同种类的生物有不同的寿命界限，且各受其寿命自动调节基因综合体所控制。

人的寿命也同样受先天因素的影响。人类寿命与先天遗传因素的关系表现在以下几个方面。

1. 长寿者多有长寿的家族史

德国维尔茨堡大学内科主任、老年病专家Franke教授调查百岁以上老人500名，有长寿家族史者占65%。

2. 劣性遗传常常影响后代寿命

劣性遗传造成后代各种遗传疾病，引起机体形态和生理功能缺陷，因而可缩短后代寿命。

3. 性别不同而寿命不同

无论发达国家或发展中国家，女性寿命一般高于男性，其主要原因有以下遗传因素。

女性能量代谢比男性低30%～40%。高能量代谢可促使减寿。

遗传性疾病因子常留存在X染色体上。女性有两个X染色体，如只有一个X染色体带有遗传性疾病因子，自身可不发病，只是遗传病的基因携带者。男性只有一个X染色体，一旦这个染色体带有遗传病因子即可发病。

男性机体对肾上腺素类收缩血管物质的反应较女性强，因而发生心血管病的机会相应增多且重。此外，男性工种复杂，劳动强度大，更容易形成不良嗜好，损伤机会多，所以男性患病率较女性高，这些都是导致男性寿命短的附加因素。

**（二）后天因素**

生物寿命的长短虽然主要由先天因素决定，但也不能忽视后天因素的影响。

1. 社会因素

社会政治经济因素对人类寿命的影响是很明显的。中华人民共和国成立前，部分地区调查人口平均寿命为35岁。中华人民共和国成立后，由于生活水平的逐步提高和医疗卫生事业的不断发展，人民健康有了可靠的保障，人的平均寿命明显延长。

2. 疾病因素

随着老龄化而出现各种老年性疾病，可加速成人的衰老和死亡。目前对寿命影响较大的有恶性肿瘤和心脑血管病两大类病症。这些疾病随年龄的增长而发病率递增，且成为老年人致残致死的重要原因。如能防治好这两类病，必然会大大延长老年人的寿命。

3. 营养因素

营养不足和营养不当均可缩短生物的寿命。当今社会影响人寿命的营养因素主要是营养过剩的问题。动物实验证明，对小鼠早年过度喂养可促进成熟，并缩短寿命；

成熟后过度喂养也缩短寿命，并增加心脏、肾脏、前列腺等老年性疾病和肿瘤的发病率。相反，在小鼠实验中注意早期热量限制，可控制肥胖和抑制潜在的肿瘤起源细胞，从而延长寿命；早期热量限制，还能促使机体更有效地利用热能，从而延迟衰老和死亡。此外，人进入老年后普遍存在骨质疏松。素食和限制蛋白质摄入可延迟骨质疏松。进肉食和高蛋白饮食可加速骨质疏松，因丰富的肉食将引起酸负荷过度，从而促使钙由骨质向外转移。

4.体力活动因素

根据长期积累的经验，适当的体力活动和有规律的体育锻炼是养生防老的好方法。长寿者一般以体力劳动者居多。动物实验中被强迫运动的鼠的寿命也明显增加。体力活动可改善代谢过程和生理功能，增强体质和抗病能力，并减少脂肪的存积和避免发胖，说明体力活动有益于健康长寿。

5.环境因素

对环境卫生、地理气候、居住条件、家庭情况、医疗设施等因素，如能注意避免各种有害刺激，提供合理良好的保障，可延长老年人的寿命。

## 三、衰老的基本特征

人的老化是一个漫长的过程，它的开始可追溯到卵子还没有受精以前。可以说从生命的一开始，即从最初受胎开始，就同时意味着老化（衰老）的开始。因此，人体从出生、发育到成熟、衰老这一系列变化过程都是向老化发展的过程。

衰老的基本特征可归纳为以下几方面。

衰老的普遍性：衰老过程在多细胞生物中是普遍存在的。

衰老的内在性：衰老是生物体必然的内在退变过程。

衰老的积累性：衰老在生物体内是逐步积累加重的。

衰老的不可逆性：衰老变化一旦发生，常常是不可逆的。

衰老的可预计性：生物的衰老过程是可以预计推测的。

一般超过65岁的老人，约有30%出现各种生理功能减退。这种生理功能减退情况在平时可处于平衡状态，一旦遇到感染、外伤，以及各种内外环境改变的影响，可因适应性不全而即刻危及生命安全。老年人进入80岁以后，各方面的生理功能减退更明显。

## 四、衰老的指征

从大量的衰老研究材料来看，测定衰老的指征很多。归纳起来可分为个体衰老、脏器衰老，以及细胞、亚细胞和分子学水平的衰老等方面。①

**（一）个体的衰老**

观察个体的衰老包括对外貌、形态和精神方面的衰老变化，老年疾病的发生率、死亡率和主要死因的统计，以及生物寿命的调查研究等。研究个体的衰老为衰老的“遗传程序”学说提供理论依据。

**（二）脏器的衰老**

通过对人体各脏器的形态、功能和代谢等方面衰老变化的研究，以及各脏器之间的协调性能，和维持人体整体内环境的稳定性等观察脏器的衰老。研究脏器的衰老使衰老的“免疫学说”“代谢学说”“内分泌功能减退学说”和神经精神领域等方面的研究得到开拓发展。

**（三）细胞、亚细胞和分子水平的衰老**

细胞、亚细胞和分子水平的衰老研究，为“细胞结构改变学说”，即“体细胞突变学说”和“自由基学说”等的研究提供确切的依据。

细胞衰老表现为细胞核染色质的凝块、缩小、碎裂和分解等形态失常，以及染色体色变深，核内包涵体增多，核和核仁变大，核仁数量增加，核膜内陷。细胞浆出现色素、脂肪和脂褐质沉着，糖原减少，透明物质增加，并出现空泡。线粒体数量和形态变异、高尔基体碎裂、嗜色小体异常等。细胞群的多相性增加，RNA 合成减少，RNA 黏聚增加。溶酶体增加，溶酶体内容和活力改变，并引起细胞染色质破坏。

## 五、衰老的防治

生物的衰老虽为先天遗传所决定，是自然发展的必然规律，但如注意后天的防治，衰老是可以延缓的。预防人的衰老应从处理好影响人寿命的因素出发。

**（一）合理调配膳食营养**

营养是生命的源泉，长寿则有赖于合理的膳食调配。在预防衰老中首先要掌握饮食得当。所谓饮食得当就是要节制饮食，防止营养过度。营养过度容易造成肥胖和血脂增高，容易发生高血压病、糖尿病和动脉粥样硬化等。从人群调查中见长寿老人多有节食习惯。合理调配饮食的原则有以下几点。

膳食总热量不宜过高：每餐勿进食过多，以不超过八成饱为限。宁可少吃多餐，不可导致肥胖。

控制糖类食品的摄入：摄入过多糖类不被代谢利用，将在体内转化成脂肪而导致肥胖，代谢失衡，体质下降。

①齐芳.人体衰老机制添新说[J].新农村，2024（04）：56.

注意营养平衡：在节制饮食的同时，要注意保证足够的蛋白质、维生素、各种矿物质，以利机体维持周身器官组织的正常生理功能。要避免偏食，常用综合性膳食，包括粗细粮搭配，多用豆类、水果和坚果类食品。

积极饮茶：茶叶中含有一种茶色素邻醌，能与凝血酶结合，阻止纤维蛋白原转化为纤维蛋白，有显著促纤溶和抗凝血作用。茶尚能促使脂质从动脉内膜层析出，缓解动脉粥样硬化的形成。茶还能降低血小板的黏附性，减少血栓症的发病率。

少量饮酒：少量饮低度酒可能对健康有益。如葡萄酒含丰富的营养成分，包括氨基酸和多种维生素，有提高血清高密度脂蛋白、减低血黏稠度等作用。啤酒被誉为"液体面包"，啤酒花尚有防腐杀菌、清热解毒、健胃利尿和镇静安神作用，但应节制。饮烈性酒对心、肝和动脉可造成损伤。乙醇尚可导致镁和钙的丢失，低镁可致神经过度兴奋和心肌细胞功能障碍，尿钙排泄增多则加速老年人的骨质疏松。

**（二）注意体力和脑力活动锻炼**

生命在于运动，运动促进健康。运动是推迟衰老的重要因素。

适当的体力活动有助于健康长寿之说由来已久。著名医家华佗创造的"五禽戏"就是古代的一种体育锻炼方法，它以模仿虎、鹿、熊、猿、鸟五种禽兽的动作姿势进行锻炼，用以活动筋骨，疏通气血，增强体质。国外学者的认识也类同，如"要想长寿，最好办法是一生坚持体力劳动""运动就其作用来说，可以替代任何药物，但世界上一切药物都不能代替运动的作用"。现代研究认为运动可调整人体血脂平衡，减少动脉粥样硬化的发病。

体力活动和体育锻炼因素固然重要，而脑力活动对老年人的健康长寿也同样重要。如读书、写字、绘画等活动，既是一种积极的生活方式，也是一种脑力活动形式。这种活动常涉及全身，包括视觉、听觉以及其他感官和全身一系列神经运动反应。根据超声检查研究，探测不同生活方式的人的大脑，发现勤于思考的人脑血管经常处于舒展状态，脑神经细胞得到良好的保养，发生脑动脉硬化的少，大脑也不至于过早衰老。因此，有益的脑力劳动，犹如大脑的体育锻炼，精神上的慢跑锻炼，它能使脑血管经常处于良好的舒缩平衡状态，从而延缓衰老。

**（三）维护精神心理卫生健康**

好情绪是抗衰老的第一要素。人进入老年后很自然地会产生一系列情绪心理变化。这些变化来源于两个方面：躯体生理因素和社会心理因素。老年人由于其躯体生理功能的减退和应激能力的减弱，很容易引起焦虑、急躁或抑郁等情绪变化。老年人遇到的社会环境因素，如家庭子女问题、周围人际关系问题、社会经济动荡问题等，常促使老年人产生不良情绪，从而导致老年人发病。情绪舒畅和乐观的精神心理促使老年人健康长寿，中医病因学中的“怒伤肝，忧伤肺，思伤脾，恐伤肾，喜伤心”充分说明情绪与内脏发病的关系。

为使老年人能保持心理平衡和乐观情绪，可采取的客观措施有：①提供良好的医疗保障。通过及时解决老年人身体方面的缺陷，提高其适应生活的能力，从而消除焦虑、抑郁等不良情绪。②建立良好的社会环境。通过建立健康的家庭关系，提供合理的生活环境和娱乐场所，使老年人保持精神心理的健康和稳定。同时也要求老年人自己培养开朗乐观的性格和恬淡寡欲的情操，这是长寿的必备条件。

**（四）积极防治各种老年疾病**

老年人容易患高血压病、高脂血症、糖尿病和动脉粥样硬化症，这些都是容易使老年人致残和缩短寿命的病症。因此，如平时能积极防治心脑血管病、糖尿病、肥胖症等，必然能延长老年人的寿命。

上述各种老年人的常见病虽在老年人中多见，但是真正的发病多起于青年时。因此预防工作应从青年做起。实际上闭塞性动脉硬化症在青年人中也不少见。因此，在青年人中开展预防动脉粥样硬化的工作至关重要。关键是要养成良好的饮食和生活习惯，包括戒烟、限酒，避免暴饮暴食和各种不良的环境刺激。

## 第二节　老年病的特点

顾名思义，老年病是指老年期所罹患的疾病或多发的疾病，通常可分为三类。其一是中青年可发病而老年人患病率显著增高的慢性疾病，原因是老年期机体各种组织的老年性变化及其修复能力的减弱，导致脏腑、组织、器官等功能减弱，在老年期多发，如高血压、高脂血症、动脉硬化、冠心病、糖尿病、脑卒中、慢性阻塞性肺病、肿瘤等不同专业相互渗透的疾病。其二是老年人在器官老化基础上发生与退行性改变相关的疾病，为老年人所特有，如钙化性心脏瓣膜病、老年期痴呆、骨质疏松及白内障等疾病。其三是衰老使机体功能减退而引起的急性疾病，如老年性肺炎等感染性疾病。

由于老年人既受常规致病因素的影响，又受“衰老、老化”因素对疾病发生、发展、转归的影响，而生物老化、衰老机制的高深莫测，至今尚未明确。老年患者的致病、致残，甚至是致死，究竟是由“常规致病因素”还是由“正常衰老、老化”所致？不幸的是目前尚无明确的答案，可以有多个不同的解释，这就造成临床医师诊治老年患者时面临极其复杂的挑战。为此，特殊的临床表现决定了老年病的诊断、治疗、康复及流行病学等方面具有特殊规律、共性以及特殊需求。

## 一、老年病的自身特点

### （一）老年生理病理特点

任何生物都是严格按照生物规律，经历由胚胎到出生、生长、发育、成熟、衰老直至死亡的过程，人类也不例外。老年人自身调节机制随着增龄变得不敏感、不精确、缓慢、不能持久、不能即刻应免，同时人类衰老有其特征，如组织逐渐脱水，基础代谢率降低，细胞分裂、细胞生长及组织恢复能力减低，组织弹性减低，结缔组织变性，神经组织退行性病变及神经-肌肉反应速度减慢，骨的强度及韧性减低、骨质疏松，免疫功能低下等。老年状态下人体组织器官的结构和功能会发生一系列的变化，如听力和视力下降；心肺功能减退，易发生呼吸道感染、呼吸衰竭、慢性心力衰竭；脑萎缩、脑动脉硬化，易患老年性痴呆；肾单元随年龄增长而减少，肾功能减退和骨质疏松等，老年期患恶性肿瘤的概率也相当高。

### （二）老年病的流行病学特点

作为老年病学的重要组成部分，老年流行病学亦是现代流行病学的重要分支。它既是研究老年病的重要方法，又是研究老年病自然规律的学科。目前流行病学研究的资料越来越多地作为背景资料用于指导临床实践。

现今的研究提示老年流行病学有以下特点：①与老化相关的各种情况受遗传因素的影响虽然重要，但环境因素变得更加重要。②个体受教育水平、文化程度等亦直接影响预期健康寿命的长短。③生命早期的预防保健措施是否及时、合理、恰当在生命的中后期会有反馈。

这三个特点说明了环境因素、教育文化程度、青壮年期的预防保健都会直接影响老年期的患病率、生活质量，乃至预期健康寿命。故必须重视老年病学、老年流行病学的研究。

### （三）老年病的病因学特点

随着医学模式的转变，人们逐渐认识到人类健康并非仅指躯体健康，而是躯体功能、精神心理、社会行为和环境的完美组合。因此，除不良的生物医学因素可导致疾病外，不好的精神心理素质、不端的社会行为、不适的社会和自然环境都可以导致疾病。老年人由于自身体质下降，精神心理调节能力降低、社会适应能力减退和不能及时适应比较剧烈的环境变化，任何一种不良因素都可导致老年人发生疾病。

根据老年流行病学特点，多数老年人易患慢性非传染性疾病。老年流行病学调查研究发现，老年人慢性非传染性疾病患病率为76%～89%，明显高于中青年的23.7%。其中46%有运动功能障碍，17%生活不能自理。随增龄在机体老化的基础上容易发生的疾病，如高血压病、冠心病、脑血管病、糖尿病及恶性肿瘤等；与老化直接相关的老年特有疾病，如痴呆、退行性骨关节病、老年性瓣膜病、白内障等，已占老年病的大多数。不同地区和不同人群每种疾病的患病率和排序有所不同，如脑血管病、心肌梗死的发病率北方比南方高5~10倍。此类老年性非感染性疾病的最大特点是病因复杂，与多因素相关，虽然目前各国研究较多，但了解甚少，并难以分清是自然衰老或独立的疾病；而治疗上又缺乏特效疗法，是危害老年人健康的一类重要疾病。

老年感染性疾病发病率高，其感染的好发部位是呼吸道、泌尿生殖道、胆道，且易致老年菌血症和败血症。各种抗生素广泛而大量使用，使感染的菌群发生了改变；老年人抵抗力低下，使原来寄生于人体皮肤、黏膜、口腔、肠道、泌尿生殖道等部位对机体没有损害的菌群，成为老年人重要的致病菌。由条件致病菌所致的感染常是多种菌引起的，而且有高度和（或）多重耐药性，给治疗带来了困难。

我国老年人死因序列为：①恶性肿瘤；②脑血管病；③心血管病；④感染，尤其是肺部感染。以上四类疾病占总死亡人数的70%左右，但其可随增龄而发生变异，不同地区亦有不同。国外报道，20世纪末老年死亡的五个主要因素依次为：心脏病、恶性肿瘤、脑血管病、肺炎/流感、慢性阻塞性肺疾病。但他们强调主要影响老年人生活质量及致残的却是老年骨关节病、视力老化、高血压、糖尿病等。如这些患者同时伴有心脑血管疾病、慢性阻塞性肺疾病，其生活质量更差，致残率更高。说明增龄老化性失能会直接影响生活质量，必须在青壮年采取有效的防治措施延缓增龄老化性失能的发生。

## 二、老年病的临床特点

老年人因衰老、生理功能的改变，患病时往往与非老年人临床表现不同，其主要特点如下。

### （一）多隐匿而不典型

随着年龄增长，老年人的敏感性逐渐降低，其发病症状和体征亦不典型，加之多种疾病并存，使其难以如实反映真实病情，表现为隐匿发展，这必然使老年病的临床表现复杂而不典型，多表现为病情重而症状轻或无症状，常易造成漏诊或误诊。主要原因如下。

#### 1.老年人起病隐匿，发展缓慢

多数老年病为慢性退行性疾病，其生理变化与病理变化难以区分。这类疾病老年期变化缓慢，在很长一段时间可无症状，无法确定其发病时间，但疾病发展到一定阶段，器官功能处于衰竭的边缘，一旦出现应激反应，可使原来勉强维持代偿状态的器官发生衰竭，病情可在短时间内迅速恶化。

2. 临床表现不典型

由于老年人机体形态的改变和功能衰退，反应性减弱，对于疼痛和疾病的反应不敏感，病程容易被忽略。如老年急性心肌梗死，可无心前区疼痛，而仅有气急；老年甲状腺功能亢进症，仅有快速心房纤颤而无任何其他甲状腺毒性症状或高代谢症候群；老年人心脏病发作时首发症状是晕厥和嗜睡；老年肺部感染表现为精神萎靡，嗜睡等；老年人内脏穿孔可能仅有精神萎靡，而无典型的腹部疼痛症状或压痛、反跳痛等症状。由此可见，重视老年病症状的不典型性是十分重要的，加强症状、体征、实验室及辅助检查的监测，搜集诊断依据尤为重要，同时还要慎防漏诊误诊。

**（二）发展迅速、突发易变、猝死发生率高**

老年人免疫器官老化，致免疫功能降低，应激能力减退，一旦发病，病情迅速恶化，医生措手不及，治疗极为困难。如老年重症肺炎，很快相继发生呼吸衰竭、心力衰竭、脑病、多脏器衰竭而死亡。老年期由于存在多个心脑血管意外的危险因素，故猝死发生率高。

**（三）多病共存**

由于老年人机体功能衰退，脏器功能降低，免疫力低下，代谢平衡被破坏，认知功能下降和肢体活动障碍等病理生理特点，一体多病十分常见，甚至一个脏器同时存在多种病变。由疾病而致残，病残交织，互为因果，给诊断治疗带来较大困难。因而全面细致地了解和掌握老年患者的全部病史，抓住主要矛盾，权衡利弊，制订个体化、多学科的综合治疗方案是必需的。目前在老年病医生严重短缺的情况下往往需要有多专业的医师共同参与诊治，如一个患有高血压、冠心病、糖尿病、脑卒中和吸入性肺炎的老年人，可能要由心血管科、内分泌科、神经内科和呼吸内科的专家共同诊治。

**（四）并发症多**

老年患者尤其是高龄老人患病后常可发生多种并发症，这是老年病的最大特点。

1. 易并发意识障碍和精神症状

老年人均有不同程度的脑血管硬化，在患急性肺炎、急性心肌梗死、消化道大出血等危重症时，感染、血压改变和水电解质紊乱等综合作用后，临床主要表现为对答不切题，淡漠、谵妄、躁狂、昏迷等意识障碍，一旦危重症控制后，以上症状消失。此外，应注意镇静剂的使用情况，个别老年患者在肌注12.5 mg异丙嗪后发生严重意识障碍。老年人出现意识障碍，要及时进行鉴别，明确诊断，以免延误治疗。

2. 易并发水、电解质紊乱

老年人的脑呈萎缩状态，口渴中枢敏感性低，并且随着肌肉的萎缩，细胞数的减少，脂肪的增多及水摄入量不足，一旦有发热性疾病或腹泻则易发生缺水性脱水及低钠性脱水。老年人体内含钾量减少，保钾能力降低，临床上常见有低钾血症，又可因肾功能减退易并发高钾血症，电解质紊乱可致严重室性心律失常，心衰加重，洋地黄中毒及意识障碍。故对老年人应注意观察皮肤弹性，加强出入量及电解质的监测，以便及时纠正。

3. 易并发感染

存在下列感染危险因素的老年患者，如高龄、瘫痪、肿瘤、长期卧床、住院五天以上、应用化疗及抗生素，更易发生多菌种及多重感染。据统计，老年各类感染发生率依次为：尿路感染、肺炎、结核、皮肤和软组织、带状疱疹、骨髓炎、菌血症、感染性内膜炎、胆囊炎、憩室炎（尤其是肠憩室）及腹腔脓肿。

4. 易并发血栓和栓塞

老年人常因各种疾病或手术长期卧床，易发生深静脉栓塞和肺栓塞，严重者可致猝死。这与肌肉萎缩、血流缓慢及老年人血液黏度增高有关。应注意卧床老年人床上的主动及被动的肢体活动和翻身。

5. 易并发多脏器衰竭

老年人多脏器衰竭主要有两种情况：一是老年人在机体各器官功能正常或相对正常的情况下，由于严重感染、败血症性休克、创伤，急性药物、毒物中毒等致病因素导致人体2个或2个以上器官功能同时或相继发生衰竭；二是因各种慢性疾患引起各脏器功能不全或衰竭，易引起水电解质紊乱、酸碱平衡失调、意识障碍，易发生后遗症和并发症等。如有陈旧性心肌梗死、慢支的患者，患重症肺部感染，很快出现呼吸衰竭，继之心力衰竭、脑功能不全、肾功能不全、弥散性血管内凝血等相继或同时发生而导致死亡。肺部感染是老年多脏器衰竭的主要诱因，必须高度重视老年感染的及时控制。

防止并发症的对策有加强监测，天天评估，及早发现、及时治疗，将发生率及损害率降至最低。

**（五）明显受心理精神因素的影响**

发病是一种应激性事件，人在发病后会有各种心理反应。然而，就医疗实践来讲，不管患者的心理活动是发病本身引起，还是由生活中其他事件引起的，只要对疾病的发展和预后有影响，医师都必须重视并作出适当的处理。

社会–心理–生物学模式与衰老的关系，已越来越被学者们认可。大量国内外研究表明，老年疾病70%～80%与心理精神因素有关。老年患者常见的心理反应及相关因素有：抑郁，焦虑（女性多见），过分依赖，退化（男性多见），不遵医嘱（忘记，混淆，对治疗无信心，拒绝治疗，对医生不信任）。

人进入老年期，由于离退休后，伴随社会地位、家庭及经济收入的改变，躯体和心理都会发生变化，心理方面就有一个再适应的问题。开展老年心理学的研究和应用的紧迫性、重要性达历史之最。必须高度重视老年心理研究，开展预防心理教育，合理、正确应用抗焦虑、抗忧郁的药物，能大大改善老年人的生活质量和节约卫生资源。

**（六）药物不良反应会影响病情**

增龄使老年人患病增多，用药亦增多，不仅药物不良反应相互叠加，而且会加重原有的疾病。老年药物不良反应发生率高，如利尿剂的应用可致严重的电解质紊乱，电解质紊乱可致严重室性心律失常、心衰加重、洋地黄中毒，同时可加重糖尿病及诱发痛风的发作。

老年药代动力学的特点是药代动力学随增龄而降低。主要表现：被动转运吸收的药物吸收不变，主动转运吸收的药物吸收减少；药物代谢能力减弱；药物排泄功能降低；药物清除的半衰期延长，血药浓度有不同程度的增高。

1.老年人的药物吸收特点

由于老年人胃黏膜萎缩，胃壁细胞功能下降，胃肠道肌肉纤维减少，胃肠道血流量减少，导致了老年人胃酸分泌减少，胃液pH值升高，胃排空速度减慢等特点，影响了口服药物的吸收。另外，由于老年人的血流量减少，局部血液循环较差，所以绝大多数肌肉组织的药物吸收速率减慢，药物的起效时间延长。

2.老年机体的药物分布

随着年龄的增长，老年人的细胞内液有所减少，体内总水分也较年轻人明显减少。据报道，80岁老年人的体内水分较30岁年轻人减少10%～21%，因此，老年人水溶性药物分布的容积相应有所减少。同时，随着年龄的增长，体内的脂肪量会有不同程度的增多，而非脂肪组织（骨、肌肉、肝、肾、脑）则有所减少。所以，老年人脂溶性药物分布的容积比年轻人有所增大，如脂溶性药物毛花苷C、利多卡因等，导致药物作用持续延长。此外，血脑屏障也随着机体的老化而通透性增加，结果使更多的药物进入脑脊液中，导致了药物毒性作用的增强。老年人由于血浆清蛋白含量降低，血浆清蛋白结合药物的量也相应减少，可出现游离药物浓度升高的现象。因此，老年人使用华法林时剂量应予酌减，否则有引起出血的危险性。又如，老年人的血浆清蛋白对吗啡的结合率也有所降低，老年人在使用阿片类药物时应适当减量。由于老年人脏器功能衰退，往往又同时患有多种疾病，服用多种药物的情况较为普遍。当多种药物进入体内后，它们与血浆清蛋白的结合存在着竞争性的置换作用，与血浆清蛋白结合力较弱的药物，血液中游离药物浓度水平则较高，反之则较低。如当保泰松、水杨酸和甲苯磺丁脲联合用药时，会使甲苯磺丁脲在血液中的游离型药物浓度增高，导致低血糖的发生。同样，抗心律失常药胺碘酮与地高辛合用时，导致游离型地高辛血浆浓度升高，进而产生毒性反应。因此，使用清蛋白结合力高而治疗指数较低的药物要注意对血药浓度的监测。

3. 老年机体的药物代谢

随着年龄的增长，老年人体内肝微粒体酶的活性（如药物氧化酶P）有所下降，因而影响了药物在体内的裂解，使血液的药物浓度有不同程度的升高。因此，在老年人用药的时候，应注意调整药物剂量，以免发生药物的毒性反应。老年人肝脏的血流量逐渐降低，药物首过效应也有不同程度的减弱，这种状况直接影响了某些药物在体内的代谢，如利多卡因、普萘洛尔等在血液中的浓度比年轻人有所升高。

4. 老年机体的药物排泄

在药物的排泄过程中，肾脏是最重要的器官。主要经肾脏排泄的药物有地高辛、吲哚洛尔、普萘洛尔、奎宁、金刚烷胺、氨基苷类抗生素等。一般来说，老年人药物的排泄能力约比年轻人下降46%。由于老年人肾功能降低，肾小球滤过率、肾小管的分泌和重吸收功能均有所下降，这些都是影响药物排泄、使药物半衰期延长、血药浓度增高、药物的不良反应增强的因素。另外，由于老年人血肌酐产生量少，即使肾功能降低，其血肌酐浓度可以不升高，所以老年人的血肌酐浓度不能作为衡量肾功能的唯一指标，必须以血肌酐清除率来衡量。当老年人有失水、低血压、心衰或其他病变时，会进一步损害肾功能，用药更应小心慎重，最好能监测血药浓度。

因此，老年人用药原则为：①必须严格掌握适应证和禁忌证，如应用肝素时，60岁以上患者出血发生率增加，女性更明显，应用华法林则不良反应增加，需要常测出凝血时间。②必须避免用药过多过滥产生的药物过量或蓄积作用，如青霉素的排泄减慢，易出现中枢神经毒性反应；博来霉素易产生肺毒性反应（肺纤维化等）；地高辛易出现中枢性毒性或心脏毒性。③治疗剂量必须做到个体化，如普萘洛尔的剂量要根据患者的耐受性确定；哌替啶也应从小剂量应用开始。

老年患者目前用药仍普遍存在一些问题：①医师忽视对老年患者综合病史的采集，有的简单询问后即开方用药；②医师忽视自己的分析，受老年患者的陈述和常用药方左右，以患者自己的处方为组方开方用药；③医师把自己的经验方不加改变组成就直接给老年患者用药；④医师忽视老年患者的个性化用药问题。

总之，老年人多病，用多种药物，且长期应用。随增龄生理老化及病理变化的综合作用，重要脏器代偿功能明显减退，个体的差异较大，因此药物在体内的吸收、分布、代谢、排泄及药物反应等诸多方面均发生变化，使药物的不良反应发生率随之增高，一个药用于某种疾病是治疗而在另一种疾病可加重和诱发急性发作。因此，世界卫生组织依据临床药理学对老年人药物治疗主要法则作出规定：①是否必须药物治疗，诊断是否正确；②给药前考虑药物的可能不良反应；③根据患者生理状况（肝肾功能）认真考虑药物剂量；④适宜患者药剂型（片、浆、栓、注射剂）；⑤想到任何新症状可能与给药不良反应有关；⑥考虑到与其他未知物质（植物性的等）互相作用的可能性；⑦联合用药要合乎逻辑、效果相当好、改善药物疗效和对它的耐受性；⑧增添新药是否应减去某种用药；⑨检查患者对治疗是否信任，是否服药及作相应的处理（查剩余药及向陪床者了解情况）；⑩切记停药治疗和用药治疗同样重要。

**（七）护理的特殊性**

由于老年人生理上的老化，多病的病理变化及心理障碍因素的影响，绝大多数患者合并意识障碍及不同程度的致残性，为此老年病护理有其特殊性、复杂性及高难度，对护理有特殊的要求，需要个体化护理计划。实践证明，护理质量的高低直接影响愈后。为此，老年护理原则为四个必须：①必须是优质的基础整体化护理与专病、专科护理相结合；②必须是躯体与心理护理相结合；③必须是疾病治疗与康复相结合；④必须是训练有素、操作熟练与精心、悉心、细致、诚挚爱心相结合的呵护性护理。

护理学是实践性极强的学科，老年病护理更是新兴的分支学科，无论是理论知识还是实践经验我们都有很大欠缺，急需通过长期大量对老年护理关照、支持的实践进行研究探索、发现、总结，不断完善，从而建立一套真正适合老年病，以科学理论为基础的，切实可行，能提高护理结果的护理规范体系。

## 三、老年病治疗的特点

老年人由于长期患有多种慢性病及衰老等因素的影响，慢性病一般难以治愈，故老年医学治疗的目的主要是减轻患者的痛苦，尽可能恢复正常功能。虽然药物是最重要的治疗措施之一，但药物不能解决患者的所有问题。老年病治疗有如下特点：

**（一）依从性差**

依从性是指患者对医嘱执行的程度。老年患者缺乏护理人员，行动不便，记忆力差，视听能力减退，用药复杂，药物毒副作用或用药不方便等原因，导致部分老年患者不能按医嘱用药。

**（二）用药种类多**

老年人因多病共存，常常需要多药治疗。

**（三）治疗矛盾**

老年患者是在老化的基础上患有多种慢性病，需接受多种药物长期治疗，造成治疗过程中的相互矛盾。

**（四）药物疗效反应不一**

由于老年人个体差异大，药物反应性显著不同，且与年龄相关的规律性不明显，同龄的老年人用药剂量差异较大。

**（五）药物不良反应多**

老年人肝肾功能减退，药物代谢缓慢，半衰期延长，药物使用日益增多，致使药物不良反应明显增多。

## 四、老年病预后的特点

老年人发病后预后不良，主要表现为治愈率低和死亡率高。在老年人三大致死性疾病中，由动脉粥样硬化所致的心、脑血管病总趋势是随增龄而加重，当今的治疗只能缓解症状。恶性肿瘤病因不明，缺乏有效措施，更谈不上治愈。糖尿病和慢性阻塞性肺病只能控制而不能根治，所以老年人患病的病程长，治愈率低，随增龄而死亡率上升，乃至出现所谓的“老死”，即全身器官组织衰竭而死亡。老年人患病往往因病情复杂、合并症多，导致病程一般比非老年人长，且康复慢。

# 第二章 老年神经系统疾病

## 第一节 阿尔茨海默病

阿尔茨海默病（Alzheimer disease，AD）是一种常见的中枢神经系统变性疾病，是老年人痴呆中最常见的类型，其病理特征为老年斑（senile plaques，SP）、神经元纤维缠结（neurofibrillary tangle，NFTs）、突触丢失、神经元缺失、海马锥体细胞颗粒空泡变性及血管周围淀粉样变。临床特征为隐袭起病、进行性智能减退，多伴有人格改变，一般症状持续进展，病程通常为8～10年。目前认为AD的发病机制主要为Aβ淀粉样蛋白代谢紊乱、tau蛋白过度磷酸化等导致的一系列神经细胞结构和功能损伤，从而导致患者出现相应的临床症状和典型的组织病理学特征。

### 一、病因学

AD的确切病因目前仍未阐明，但已经确定许多危险因素与之相关。经流行病学调查证实的AD的危险因素主要有年龄增长、遗传（阳性家族史和载脂蛋白ApoE基因型）。另外，受教育年限、脑外伤、卒中、糖尿病、高胆固醇血症、高同型半胱氨酸血症等亦是AD的危险因素。其他可能的危险因素包括性别、头部外伤史、海马萎缩、代谢综合征、血管危险因素等。

### 二、临床表现

AD起病隐袭，进展缓慢，主要表现为进行性认知功能减退。早期以近期记忆力受损为主，随着病程进展，远期记忆亦出现障碍，并伴有不同程度的精神症状，如幻觉、妄想、焦虑、易激惹等。AD的早、中期，神经系统查体除智能下降（以记忆力下降为主，可伴有其他结构域的损害如视空间、注意等）外，一般无阳性定位体征，但部分患者可出现病理征。AD的临床表现与其他类型的痴呆相互重叠，需要根据症状的侧重、病史、影像学表现及脑脊液生物学标志物加以区别。

### 三、诊断

国际工作组（IWG）和美国国家衰老研究院-阿尔茨海默病学会（NIA-AA）诊断标准。

### （一）典型AD的IWG-2诊断标准

1.临床表型

早期及显著的情景记忆障碍，持续超过6个月，逐步进展。

可能伴有其他认知或行为改变。

2.生物标志物

核心生物标志物：Aβ蛋白病理（如Aβ PET阳性或脑脊液Aβ42/40比值降低）。

支持性生物标志物：tau蛋白病理（如脑脊液p-tau181升高或tau PET阳性）。

### （二）NIA-AA 2024修订版诊断标准

1.生物标志物分类

核心生物标志物（Core 1）：Aβ蛋白病理（A）和早期tau蛋白病理（T1），如Aβ PET阳性、脑脊液Aβ42/40比值降低、脑脊液p-tau181/Aβ42比值升高。

核心生物标志物（Core 2）：晚期tau蛋白病理（T2），如tau PET阳性。

诊断要求：异常的Core 1生物标志物即可确诊AD。

生物标志物分期：根据生物标志物的出现顺序和严重程度，将AD分为a、b、c、d四个生物阶段。

临床阶段：从0期（无症状但携带致病基因）到6期（重度痴呆）。

2.生物标志物的应用

Aβ PET和脑脊液检测：用于检测Aβ蛋白病理。

tau PET和脑脊液检测：用于检测tau蛋白病理。

血液生物标志物：如p-tau217等，正在逐步应用于临床诊断。

3.临床症状与生物标志物的结合

即使在无症状阶段，检测到Aβ和tau蛋白阳性也可定义为AD。

临床症状（如认知障碍）是疾病的结果，而非诊断的必要条件。

4.鉴别诊断

需与其他导致认知障碍的疾病（如血管性痴呆、路易体痴呆等）进行鉴别。

非特异性生物标志物（如炎症标志物）和非AD共病理标志物（如血管性脑损伤）也需考虑。

5.基于生物标志物的诊断优势

早期检测和干预：在症状出现之前即可识别AD，延缓疾病进展。

提高诊断准确性：避免仅基于临床症状导致的误诊。

## 四、治疗

目前AD的治疗方法主要包括药物、物理及精神治疗法。虽然目前仍未开发出针对AD的特效药物，但人们在治疗方面已经取得了一定的进展。目前临床上用于治疗AD的药物主要是调节神经递质及相关受体，如乙酰胆碱、谷氨酸、5-羟色胺、组胺等。这些药物仅能部分缓解AD症状，不能阻止、延缓或逆转疾病进程。经美国FDA批准的治疗AD的药物主要有五种：他克林、多奈哌齐、利凡斯的明、加兰他敏和美金刚，前四种都是胆碱酯酶抑制剂，美金刚是NMDA受体拮抗剂。目前在国内应用最广的就是多奈哌齐、利凡斯的明和美金刚。治疗AD的其他药物还包括抗氧化剂、神经营养药物、他汀及治疗AD相关的神经心理行为症状（BPSD）的精神科药物等。①

### （一）影响神经递质的药物

他克林于1993年上市，由于其半衰期短、不良反应多、患者耐受性差等，在其他胆碱酯酶抑制剂上市后，其在临床上的应用逐渐减少，有逐渐被其他胆碱酯酶抑制剂替代的趋势。

多奈哌齐能够抑制突触后膜的乙酰胆碱酯酶对乙酰胆碱的水解，增加乙酰胆碱浓度，增强胆碱能神经传导活性，从而达到改善认知功能的效果。安理申是目前临床应用最广泛的治疗AD药物，也是目前临床上循证医学证据最多的AD药物，可用于治疗轻、中、重度AD。Molinuevo等通过临床研究发现安理申治疗轻度AD的效果要优于治疗中度AD。

加兰他敏是竞争性乙酰胆碱酯酶抑制剂，对神经元中的乙酰胆碱酯酶具有高度选择性。一方面可竞争抑制乙酰胆碱酯酶，提高胆碱功能，另一方面还可通过活化N型乙酰胆碱受体增强乙酰胆碱的生理功能。此药在国内的临床使用率较低。

利凡斯的明是一种混合性胆碱酯酶抑制剂，不仅能够抑制乙酰胆碱酯酶，还能抑制丁酰胆碱酯酶，从而促进胆碱能神经的传导，更好地改善认知功能。艾斯能目前仅被批准用于治疗轻中度AD，其循证医学证据亦较多。艾斯能目前有胶囊和贴剂两个剂型在临床使用，贴剂经皮肤吸收而不经过消化道吸收，因而其不良反应更小，更易耐受。

美金刚是一种具有中等亲和力的非选择性NMDA受体拮抗剂，不影响NMDA受体的生理活性，但在谷氨酸慢性刺激的情况下可保护兴奋性毒性物质对细胞的损害。美金刚自上市以来，一直在中重度AD治疗领域独占鳌头，尽管美金刚已经被FDA批准在中重度AD患者中应用，但是对于轻度AD患者，美金刚的应用仍缺乏有效的循证医学证据。以前认为美金刚与安理申合用也许能够起到协同效应，但是最近在《新英格

①李园园.老年病诊治与预防[M].长春：吉林科学技术出版社，2021.

兰医学杂志》发表的一项有关安理申与美金刚合用治疗中重度AD的临床研究结果显示：安理申与美金刚合用治疗中重度AD与单用安理申无显著差异。这一结果对上述假设提出了质疑，也许只有随着更多循证医学证据的出现，才能对二者合用的利弊作出正确的权衡、判断。

另外，我国研究者发现的天然产物石杉碱甲，是可逆性胆碱酯酶抑制剂，目前在国内也被批准应用于治疗AD，但临床使用率较低。

**（二）抗氧化剂**

多种证据表明氧化应激是一种与老化和AD密切相关的病理过程。然而氧化应激的标志物显示氧化应激损伤在AD之前，包括SP和NFT。抗氧化剂也许能够减慢AD疾病进展，减缓认知功能下降。维生素E可能延迟临床加重的时间，维生素E和维生素C联用可能与降低AD的流行率和发病率相关，但是这些结果都需要进一步的循证医学证据的支持。

**（三）神经营养药物**

目前在临床应用的神经营养药物颇多，包括神经营养因子、B族维生素、脑代谢赋活剂及一些成分复杂的中成药。神经营养药物的应用一直缺乏循证医学证据，尽管动物实验有效，但是在临床试验中往往无效或者效果甚微。最新公布的一项关于胞磷胆碱治疗中重度卒中患者的多中心、随机、安慰剂对照的国际临床研究（ICTUS试验）结果证实胞磷胆碱治疗中重度卒中无效，与安慰剂相比差异无统计学意义。这一结果，无疑又深深打击了神经营养药物临床应用拥趸者的信心。

**（四）他汀**

他汀能够降低体内Aβ水平，并导致特异性的神经病理学改变，尸检发现应用他汀能够降低NFT。许多早期流行病学调查指出应用他汀能够明显降低AD的风险。ACT初步研究也显示他汀对痴呆具有重要的保护效果。然而，后来的ACT大样本分析显示在80岁之前开始应用他汀才对痴呆具有一定的保护效果。其他大规模前瞻性队列研究和两个大型的他汀治疗冠心病的随机、安慰剂对照的临床研究却没有证实他汀具有减缓认知功能下降的作用。这些研究结果提示他汀也许能够减慢神经变性过程，但是一旦神经变性开始，他汀也许就不能逆转此过程。

**（五）抗精神病药物**

抗精神病药物被普遍应用于治疗痴呆患者的精神行为症状（behavioral and psychological symptoms of dementia，BPSD），但是目前认为这种治疗的益处有限，而且经常伴有严重的不良反应，如帕金森病、肺部感染、踝部水肿、增加卒中等，因此其潜在的风险效益应当被仔细考量。Ballard等研究发现AD患者给予抗精神病药物治疗会增加远期死亡率，这一结果进一步凸显了寻求更小危害的其他替代药物来长期治疗这些患者的精神症状的迫切性。如果可以应用其他方法，在尽量避免长期抗精神病药物治疗。简单的非药物治疗，像社会交际、日常行为功能训练、香料按摩治疗等能够在AD患者中有效替代药物治疗。

抗抑郁药物治疗的益处目前尚未确定，现有循证医学证据不足以支持抗抑郁药物在AD患者中的常规应用。一些大型临床试验报道抗抑郁药物治疗仅有有限益处或无益。英国进行了舍曲林或米氮平与安慰剂在AD患者中治疗抑郁的多中心RCT临床试验，结果发现二者的治疗效果与安慰剂相比没有统计学差异，反而增加了由药物导致的不良反应的风险。但是，严重的抑郁能够增加AD患者的认知功能损伤程度和残疾程度，因此应当给予抗抑郁治疗。另外，锻炼和事件计划表对并发中度抑郁的AD患者也是一种有效的非药物替代治疗方法。

胆碱酯酶抑制剂不仅能够提高认知和总体功能，而且还能部分改善患者的BPSD。研究表明美金刚在预防和治疗激越和攻击行为方面具有益处。目前关于胆碱酯酶抑制剂治疗BPSD的证据有限，部分归因于方法学的考量。在缺乏有效、安全的其他可供选择的方法的情况下，应用胆碱酯酶抑制剂治疗AD患者的BPSD也是一种恰当的药物治疗策略。

**（六）其他探索性治疗方法**

许多学者正在探索新的治疗AD的方法，有的学者从脑深部刺激术（deep brain stimulation，DBS）治疗帕金森病过程中得到启发，研究DBS对AD的治疗作用。最近Gwenn Smith等将一种DBS装置植入AD患者大脑，分别于1个月和1年之后做PET扫描检测脑细胞的糖代谢情况，结果发现轻度AD患者脑细胞的糖代谢水平持续增高，这种增高幅度比服用目前市售抗AD药物的效果还要明显。而糖代谢水平正是反映神经元活动程度的重要指标之一。研究人员认为DBS可以逆转典型AD患者大脑代谢状况的衰退，并极少出现不良反应。但由于该项研究仅有6例患者参与，所以还需要纳入更多病例来进一步证实DBS的有效性、安全性。

尽管在AD治疗药物研发方面投入巨大，但是AD治疗的进展依然乏善可陈。许多很有希望的药物接连失败。虽然目前现有的AD治疗药物都是对症治疗，无法逆转或阻止疾病进展，但是早期的支持、对症等综合性治疗对于延缓患者日常生活质量的迅速下降依然十分重要，因此，强调早期诊断、早期治疗就显得格外重要。AD治疗的突破有赖于多学科的协作，共同攻克发病过程的方方面面。集结的号角已经吹响，临床医师、神经病理学家、生化学家、细胞生物学家和分子生物学家等必须相互协作，共克难题，才能阻止我们人生中的“第二次童年”。

# 第二节 帕金森病

## 一、概述

帕金森病（Parkinson disease，PD）是第二大常见的神经退行性疾病，在西方人口中，50岁以上老年人中有1%患有帕金森病。在中国，随着人口老龄化的到来，越来越多的老年人患有帕金森病。该病以静止性震颤、肌强直、运动迟缓、姿势反射异常为主要临床表现，常伴有自主神经功能障碍。震颤在情绪紧张、激动或疲劳时会加重，睡眠或麻醉时消失。在疾病晚期，可出现睡眠和认知障碍。

## 二、诊断标准

存在至少两个下列主症：静止性震颤、运动迟缓、齿轮样肌强直和姿势反射障碍；但至少要包括前两项其中之一。

没有可以引起继发性帕金森病的病因：如脑外伤、脑血管疾病、病毒感染、金属中毒、一氧化碳中毒等。

没有下列体征：眼外肌麻痹、小脑征、体位性低血压、锥体系损害以及肌萎缩。

症状的非对称性，对左旋多巴治疗有效。

确诊依赖于病理诊断。

## 三、药物治疗

从帕金森病被发现到现在，大量的科学家都在为PD的治疗寻找最好的药物。目前认为，帕金森病的治疗目的包括以下三个方面：①症状性治疗，是指使PD相关症状减轻或者消失。②神经保护性治疗，是指延缓或阻止疾病的恶化。③预防性治疗，目前只能是预防和减少各种治疗的并发症，未来希望能够预防PD疾病本身。[①]

PD是一种不断进展的，以黑质DA能神经元进行性丢失为特点的疾病。对于这样一种进行性疾病，首先是症状性治疗，改善患者的运动症状。但是目前认为，在患者没有出现生活质量下降时，暂时不需要症状性治疗。其次是神经保护性治疗。应在疾病发生后的早期就开始使用。但是目前的研究仍不明确其相关的神经保护机制。最后是预防性治疗，应在疾病未发生前就予以干预性治疗，但是目前尚不能预防疾病本身，只能预防和减少药物治疗并发症。同时目前所有的症状性治疗都可能有不良反应。下面我们先重点谈谈症状性治疗的现状。

①万朝晖.常见老年病诊疗与预防[M].长春：吉林科学技术出版社，2022.

症状性治疗的原则是：减少疾病相关的症状、避免和减少药物的不良反应、如果可能还要减缓和阻止疾病的进程。决定如何予以症状性治疗要基于以下因素：①年龄，患者年龄较小，则暂时不要选择左旋多巴制剂，老年患者则尽量不要选择金刚烷胺。②费用和获益比，应选择能够给患者带来最大治疗益处且价格较合适的药物。③既往的和目前的治疗方案，需要将患者既往的用药史和目前的用药情况及药物疗效均考虑进去。④病情的严重程度和某些特殊的运动症状，如异动症、运动波动、开关现象的处理等。⑤患者对运动症状恢复的期望值，如果患者完全不能耐受运动能力的减退，或者工作需要，则可予以足量药物治疗。⑥是否有痴呆或认知功能障碍，此时苯海索最好不要选用。⑦生活质量的水平，毕竟PD症状性治疗是要改善患者的生活质量，对于病情严重的患者，可以适当增加剂量，以期改善患者的生活质量。⑧其他并发疾病或药物治疗，如PD伴抑郁的患者要慎用MAO-B抑制剂，避免其与SSRI类抗抑郁药物合用引起5-HT综合征。其次青光眼、前列腺肥大患者慎用苯海索，降压药物的剂量调整，等等。

目前临床上常用的症状性治疗的药物具体如下。

**（一）抗胆碱能药物**

抗胆碱能药物以苯海索（又名安坦）为代表。该药的优点为能改善震颤、无运动并发症、价格低廉。但是缺点在于药物疗效有限，对少动和强直基本无效，并有严重的不良反应。不良反应包括认知功能改变，出现记忆减退、幻觉以及持续的认知损害；另一方面还会出现自主神经功能障碍，如皮肤、嘴唇干燥，泪液减少，排尿困难、尿潴留，温度调节障碍等。剂量：2 mg/片，一般4～6 mg/d，分2～3次服用。肌僵直为主、震颤不明显的患者不要选用该药。

**（二）促进DA释放剂**

促进DA释放剂，如金刚烷胺。该药的优点在于不引起运动并发症、服用方便、价格低廉。缺点在于轻度改善症状、有不良反应。由于其在体内不能被代谢，清除缓慢，故肾功能减退患者禁用。部分患者可出现精神症状、网状青斑等。剂量：0.2～0.6 mg/d，分2～3次服用，老年患者尽量不要使用。

**（三）左旋多巴（L-dopa）制剂**

目前国内常用的有两种剂型，分别为L-dopa普通片，又名美多巴，是L-dopa与苄丝肼的复方制剂。另一种为L-dopa缓释剂，又名息宁，是L-dopa与卡比多巴的复方制剂。该类药是治疗PD的金标准。能够有效改善患者的运动症状，但治疗一段时间后可出现不良反应，如异动症、开关现象、剂末现象、精神症状、睡眠障碍等。剂量：均为250 mg/片。一般先为125 mg/次，一日2次，其后逐渐加量，增加到能改善症状的剂量时维持。当由普通片改为控释片时，需要增加30%的剂量。

**（四）多巴胺受体激动剂**

多巴胺受体激动剂包括麦角类和非麦角类两大类。该类药物的优点在于：早期可以替代复方L-dopa、减少运动并发症、服用方便、可能延缓疾病的进程。缺点在于：少部分患者会引起精神方面的改变，如精神障碍、睡眠障碍等，当与L-dopa合用时，上述不良反应更加明显；在用药早期，可能会引起体位性低血压；可能的不良反应还包括水肿和心脏瓣膜纤维化；在运动症状改善方面不如L-dopa。

目前麦角类药物主要有溴隐亭、培高利特、α-二氢麦角隐亭、卡麦角林等，由于可能会引起心脏瓣膜纤维化，麦角类激动剂已停止使用。溴隐亭主要为$D_2$受体激动剂，疗效持续2～6 h，剂量2.5 mg/片，初始剂量为0.625 mg，每日1次，每隔5 d增加0.625 mg，有效剂量为2.5～15.0 mg/d，分3次口服。α-二氢麦角隐亭，又名克瑞帕，有5 mg、20 mg两种剂型。初始剂量为2.5 mg/次，一日2次，每隔5 d增加2.5 mg，有效剂量为30～50 mg/d，分3次服用。

非麦角类药物主要有吡贝地尔、罗匹尼罗、普拉克索等。吡贝地尔缓释片，又名泰舒达，为$D_2$和$D_3$受体激动剂，对震颤疗效明显，还可以减轻抑郁症状。剂量50 mg/片的剂型。初始剂量为50 mg/次，每日1次，每周增加50 mg，有效剂量为50～250 mg/d。一般为50 mg/次，一日2次口服，需大剂量治疗时可分3次服用。普拉克索，又名森福罗，为$D_2$和$D_3$受体激动剂，也可改善运动症状和抑郁症状。有0.25 mg和1 mg两种剂型。初始剂量为0.375 mg/d，分3次服用，每隔5～7 d增加0.375 mg，达到满意疗效后维持剂量治疗。最大剂量为每日4.5 mg。

**（五）单胺氧化酶B抑制剂**

单胺氧化酶B抑制剂主要包括司来吉兰、雷沙吉兰两种。司来吉兰，商品名为思吉宁、咪多吡，剂量：5 mg/片，2.5～5.0 mg/次，每日2次，应早、中午服用，避免16点以后服用，以免引起失眠。禁与抗抑郁药SSRI合用。该药具有轻度的改善症状的作用，与L-dopa合用能增强其疗效，并预防和改善运动波动。另一方面，有研究认为该药具有神经保护作用，因此推荐作为早期治疗药物。

**（六）儿茶酚胺-氧位-甲基转移酶抑制剂（COMT-I）**

主要包括恩他卡朋、托卡朋。托卡朋能通过血-脑屏障发挥周围和中枢作用。每次服用100～200 mg，每日3次口服，可改善剂末现象和开关现象，减少L-dopa剂量35%左右。因发现极少患者出现严重肝毒性，故肝病为本药的禁忌证，同时用药期间要严密监测肝功能。恩他卡朋，商品名为珂丹，不能通过血-脑屏障，故仅能抑制外周的COMT。剂量：200 mg/片，200 mg/次，随L-dopa服用，每日不超过1600 mg。应用时需将L-dopa减量，避免其增加幻觉、异动症等不良反应。

目前，PD的药物治疗主要是症状性治疗，尚缺乏神经保护性治疗和预防性治疗，有研究认为司来吉兰有神经保护作用，但是其神经保护机制有待进一步确认。寻找可更加有效地延缓或阻止PD病情进展的神经保护药物，以及预防PD疾病发生的药物，将是未来PD药物研究的重要方向。

# 第三节　脑卒中

脑卒中是一组急性脑血管病的统称，是指供应脑部血液的血管病变所致的一组神经系统疾病，主要包括脑血栓形成、脑栓塞、脑出血和蛛网膜下隙出血。脑卒中是我国老年人群的常见病、多发病，近年来已成为危害其身体健康和生命的主要疾病，同时脑卒中的预后也与年龄密切相关。世界卫生组织预测，如果死亡率得不到控制，到2030年，我国每年将有近400万人死于脑卒中；如果以死亡率1%增长速度计算，到2030年，我国每年将有近600万人死于脑卒中。脑卒中的高患病率、高死亡率、高致残率不仅严重危害人民的健康和生活质量，同时也给国家及众多家庭带来沉重的医疗、经济和社会负担。

随着脑血管病成像技术的迅猛发展，其诊断水平也大大提高，而分子生物学技术的应用，进一步阐述了病理机制，拓宽了治疗领域的研究，现代技术在降低其患病率、死亡率和致残率方面发挥着重要的作用。

## 一、发病因素

脑血管病的相关因素分为可干预与不可干预两种。其中，年龄、性别、种族和家族遗传性为不可干预的危险因素；高血压、心脏病、糖尿病、血脂异常、吸烟、酗酒等为可干预的危险因素。

### （一）性别

脑血管病发病人群年均标化发病率、死亡率性别差异明显，男性明显高于女性。

### （二）年龄

随着年龄的增长，脑卒中的危险性持续增加，55岁以后每10年卒中的危险性增加1倍。脑血管病首次发病者有75%～89%是65岁以上的老年人，其中50%以上大于70岁，25%以上大于85岁。

### （三）高血压

国内外报道均证实，高血压是使脑卒中发病率、死亡率上升的独立、直接、持续的危险因素。

**（四）糖尿病**

糖尿病是缺血性脑血管病发病的主要危险因素之一，2型糖尿病患者发生卒中的危险性增加2倍，临床上反复发作的缺血性脑血管病患者中10%～30%有糖尿病。糖尿病也是脑卒中死亡的一个重要而独立的危险因素，有研究发现糖尿病患者的脑血管病病死率是非糖尿病患者的7.9倍。

**（五）血脂异常**

血清总胆固醇和低密度脂蛋白升高可引起动脉粥样硬化，从而增加脑血管病的风险。

**（六）心脏病**

心脏病主要包括心律失常、风湿性心脏病、缺血性心脏病和心脏黏液瘤。心脏病患者脑卒中危险增加的主要原因是：心源性栓子栓塞脑血管、心律失常或心力衰竭时可导致脑血流量减少进而诱发脑血栓形成。随着年龄的增长，心脏病的发生率逐年上升。其中心房纤颤是脑卒中的一个非常重要的危险因素。

**（七）吸烟**

已有很多研究证实吸烟是缺血性脑卒中的独立危险因素，主要影响全身血管和血液系统，如加速动脉硬化、升高纤维蛋白原水平、促使血小板聚集、降低高密度脂蛋白水平等。但目前尚缺乏证据说明吸烟对出血性脑血管病的影响程度。

**（八）饮酒**

最近学者对饮酒与脑血管病的关系进行了大量研究，但研究结果不尽相同，主要与饮酒量相关。长期和大量饮酒可使缺血性脑血管病发生的危险性增加，而饮酒与出血性脑血管病呈正相关。

**（九）颈动脉狭窄**

颈动脉狭窄也是缺血性脑卒中的主要危险因素之一，有15%～20%缺血性脑卒中是由颈动脉狭窄引起的。

**（十）其他**

其他因素如肥胖、高同型半胱氨酸血症、代谢综合征、缺乏体育活动、饮食结构不合理、口服避孕药、高凝状态等也与脑卒中的发生密切相关。

## 二、诊断

为了正确地诊断急性脑卒中，我们应该根据病理变化过程，充分利用现代知识和技术，将传统的定位定性诊断向更深层次延伸，并从下列三个阶段深入分析和处理：首先，明确是脑梗死还是脑出血、病变部位在哪里、累及范围有多大；其次，卒中的血管病理基础是什么；第三，是否有半暗带存在。根据目前的技术水平，临床上分清上述三个阶段是完全有可能的。关键取决于神经科医师对急性脑卒中的认识水平、医院的组织协调能力和社会对卒中的认识程度。同时，神经影像学的应用极大地提高了脑卒中的诊断水平，目前用于脑卒中诊断的主要影像学手段如下。

**（一）计算机断层扫描（CT）**

CT能快速、准确地诊断出血性脑血管病（脑出血、蛛网膜下隙出血），对可疑急性缺血性脑卒中患者也有一定的价值，是急性脑血管病最广泛应用的神经影像学技术。CT的灌注成像常用于急性缺血性脑血管病缺血半暗带的评估，有助于指导急性脑梗死超早期溶栓治疗。

**（二）磁共振成像（MRI）**

一般认为MRI灌注和弥散加权像可用于急性脑梗死患者缺血半暗带的评估，有助于急性脑血管病患者的诊断和超早期溶栓治疗。不过，目前并没有资料显示，MRI的灌注和弥散加权像在筛选急性脑梗死超早期溶栓患者方面优于CT的灌注成像。由于MRI检查较为耗时，很多医院未能24小时开机，因此限制了MRI在急诊的使用。MRI可用于短暂性脑缺血发作（transient ischemic attack，TIA）患者的检查，一项回顾性研究分析了临床诊断为TIA患者3 d内行MRI检查，结果发现，21%的患者弥散加权像（DWI）显示异常信号，提示部分TIA患者实际上已经发生了脑梗死。

**（三）经颅多普勒超声（TCD）和颈动脉超声**

TCD是一种非介入性的超声检查技术，可以测量颅内大动脉近端的血流速度及方向，通过异常波形提示近端血流动力学异常或远端闭塞性病变，现已证实TCD可以准确检测颈内动脉（ICA）虹吸段、大脑中动脉（MCA）的近端、颅内椎动脉（VA）、基底动脉（BA）近端及大脑后动脉（PCA）近端的狭窄及闭塞，检测上述部位血管闭塞的敏感度及阳性预测值可达70%～90%。TCD还可以检测到卒中发病后6 h内76%的MCA分布区的急性血管闭塞，其敏感度、特异度、阳性预测值及阴性预测值可达90%以上，而且检测结果阳性多提示3个月内的不良预后及死亡。[①]

颈动脉超声检查可以实时观察血管管腔及内膜情况，早期发现颈动脉病变，明确斑块位置、大小及性质，评估斑块的稳定性，准确测量颈动脉狭窄程度，直观显示颈动脉血流动力学变化，并可定期随访评价药物疗效。对于行颈动脉内膜剥脱术（CEA）及支架成形术的患者，颈动脉超声可以进行术前评价、术中指导及术后随访，减少或避免并发症的发生。此外，对于不能进行血管造影或者对造影剂过敏的患者，仅采用超声检查即可准确诊断。

①孙洁.老年病临床诊疗实践[M].天津：天津科学技术出版社，2020.

### （四）DSA和3D-DSA

数字减影血管造影（digital subtraction angiography，DSA）、微导管和溶栓药物的发展，为超选择性插管接触溶栓治疗提供了基础。DSA能为缺血性脑血管病提供可靠的诊断依据（明确病变血管的部位、狭窄程度、动脉斑块性质等），为下一步治疗提供线索，观察术中的动态过程、判断预后。而通过对脑血管病的三维立体特征的研究，不但可以通过旋转从上下、前后、左右等不同的角度进行观察，还可以通过观察三维工作站处理后的血管表面像、透明像、彩色像、内镜像来判断病变血管的病理性质，既可以提供逼真的血管图像又可提供最佳的工作角度，达到理想的诊断和治疗效果（尤其是对血管狭窄的支架置入等治疗）。

## 三、防治

《中国脑血管病防治指南》根据目前对疾病进展的认识，提出在治疗和预防上必须遵循的基本原则。在临床工作中为患者选择具体方案时，应依据疾病的客观实际，进行辩证分析，采用针对性强的措施，以获得最佳治疗效果。应坚持以下三个原则：①超早期治疗，提高公众脑卒中急救意识，了解超早期治疗的重要性，力争发病后立即就诊，有机会选择最佳治疗方案。②个体化治疗，根据患者年龄、缺血性卒中类型、病情严重程度和基础疾病等采取最适当的治疗方案。③整体化治疗，采取针对性治疗的同时，进行支持和对症治疗，以及早期康复，对卒中危险因素如高血压、糖尿病和心脏病等及时采取干预措施。

针对病因进行治疗尤其重要。脑梗死常见的病因或危险因素有高血压、动脉粥样硬化、心脏病、糖尿病、动脉炎等，治疗时须依据病因采取适宜的措施，如钩端或梅毒螺旋体性动脉炎引致的梗死，只有用敏感的抗生素才能有效控制疾病发展，或者如血流动力学障碍引起的分水岭梗死，补充血容量、控制血压至关重要。

治疗预后与疾病类型密切相关。如穿通支闭塞引起的腔隙性梗死，临床表现轻者可不需特殊治疗，大多数预后也较好；而大脑中动脉主干近端闭塞所致的恶性大脑中动脉分布区梗死，其梗死灶范围广，水肿严重，占位效应明显，临床症状严重，进展迅速，尽管使用多种治疗方法，预后仍极差。

严重的脑梗死可引致脏器功能障碍，如应激性消化道溃疡、脑心综合征、神经源性肺水肿等，有的可形成多脏器功能障碍，甚至多脏器功能衰竭。尤其老年人多数并发有不同程度的慢性疾病和引起脑血管病的各种危险因素，而脑梗死又可加重原有疾病或引发新的并发症，如呼吸道感染和呼吸障碍、高血糖、肺炎、急性肾衰竭、尿失禁和尿路感染、吞咽困难、水电解质紊乱、深部静脉血栓形成、肺栓塞等。由此引起的内脏损害最终可发展为多脏器功能障碍。当患者发生严重内脏功能损害危及生命时，治疗重心转到内脏功能的保护，若出现心脏、呼吸、肾脏等功能的衰竭，须竭尽全力抢救，才能有条件争取时间进行脑梗死治疗。引致脏器功能衰竭的原因、受累器官等的不同，决定了临床治疗必须个体化。

脑梗死的病理损害中缺血是始动因素，在整个发病过程中起重要作用。改善缺血、争取最大限度减少脑组织的损伤，是修复结构和恢复功能的基础。不论闭塞血管的再通复流，或是侧支循环的改善，都是为了最终改善梗死区的血液供应。任何治疗脑损伤的药物均需有可靠的输送途径，故在广义上来讲良好的血供通道是所有治疗（尤其是药物治疗）的基础。实验研究和临床观察证实，改善脑梗死的血液循环可通过恢复血供和侧支循环代偿两个途径来实现。实施治疗时需考虑脑梗死的分期。通常情况下脑梗死按病程可分为超早期、急性期、恢复期及后遗症期，不同阶段的主要病变及病理生理改变也有差异。脑梗死患者在入院就诊时应首先判定是否适合溶栓治疗。

**（一）溶栓治疗**

缺血半暗带理论是实施溶栓的依据，超早期的溶栓治疗一方面可更多挽救缺血半暗带内的濒死神经元，减少梗死范围；另一方面可降低与溶栓有关的颅内出血的发生率。如果发病时间过长，溶栓后缺血区血流再灌注导致出血转化和脑水肿加重的危险增加。

1. 静脉溶栓

静脉溶栓治疗最大的优点是简便、快速、非侵袭性、能尽量减少脑缺血时间。但溶栓治疗时间窗过于狭窄，溶栓过程中易出现严重的并发症，如出血性转化、再灌注损伤、血管再闭塞等。因此，拓宽治疗时间窗、减少溶栓的并发症、提高溶栓治疗的安全性是目前研究的热点。尽管缺血性卒中超早期溶栓治疗的有效性早已被循证医学所证实，并被各国指南推荐，但国内外应用超早期溶栓治疗的情况并不理想。

2. 动脉溶栓

动脉内介入溶栓较静脉溶栓或其他治疗方法具有一定优势，首先通过溶栓前的血管造影，可以直接发现闭塞血管的位置和程度，评价侧支循环的状况；其次在血栓形成部位直接给药，能显著降低溶栓药物的用量，减少因溶栓药物引起的继发性出血和全身不良反应；另外可以实施机械溶栓，提高闭塞血管的再通率，并可同期实施血管成形术，减除血管狭窄，减少再闭塞或复发。但介入溶栓同样存在不可忽视的缺陷，它需要昂贵的设备、复杂的技术和相对较高的费用，血管内操作本身存在一定的并发症（例如脑栓塞、颅内出血、血管痉挛、造影剂过敏、血管损伤等）。另外，动脉插管造影和溶栓需要较长时间，在一定程度上会延误治疗时机，因此临床应用必须准确把握治疗时机，严格控制适应证，针对患者的具体情况开展。

3. 动静脉联合溶栓

在动脉溶栓的基础上尝试动静脉联合溶栓，发现血管再通率高于单独动脉溶栓。

**（二）药物防治**

1. 抗血小板药物

抗血小板聚集治疗是防治脑卒中的重要措施。2013年我国的氯吡格雷用于伴有急性非致残性脑血管事件高危人群研究（CHANCE）结果显示，在TIA或小卒中后应用阿司匹林及氯吡格雷联合治疗在降低卒中复发风险方面优于阿司匹林单药治疗，且不增加严重出血风险。中国专家共识建议：对于不进行溶栓治疗的急性缺血性卒中患者，应该使用阿司匹林，剂量为100～300 mg/d，应用2～4周后调整为二级预防长期用药，剂量75～150 mg/d；溶栓治疗的急性期缺血性卒中患者，应该在溶栓治疗24 h后使用阿司匹林，剂量100～300 mg/d。

2. 抗凝治疗

使用抗凝剂有增加颅内出血的风险，只有诊断为房颤（特别是非瓣膜病变性房颤）诱发心源性栓塞的患者才适宜应用抗凝剂。房颤患者卒中风险评估常用的分层方法是CHADS2评分系统：慢性心力衰竭、高血压病、老年人、糖尿病分别计1分，卒中病史或TIA计2分，共6分。评分≥2分则考虑使用抗凝治疗。另外，过大强度的抗凝治疗并不安全，目前监测国际标准化比值（INR）的推荐指标为2.0～3.0。2010年欧洲心房颤动诊疗指南推荐使用HASBLED评分（高血压、肝/肾功能异常、脑卒中、出血史或易出血状态、INR不稳定、年龄＞65岁、药物或酗酒），以便临床医师更好地掌握出血风险，评分≥3分表示出血风险较高，抗栓治疗时（不论使用华法林还是阿司匹林）需谨慎用药且密切随访观察。

3. 他汀类药物

胆固醇水平升高的缺血性脑卒中和TIA患者，应该进行生活方式的干预及药物治疗。建议使用他汀类药物，目标是使LDL-C水平降至2.59 mmol/L以下或使LDL-C下降幅度达到30%～40%。

伴有多种危险因素（冠心病、糖尿病、未戒掉的吸烟、代谢综合征、脑动脉粥样硬化病变但无确切的易损斑块或动脉源性栓塞证据或外周动脉疾病之一）的缺血性脑卒中和TIA患者，如果LDL-C＞2.07 mmol/L，应将LDL-C降至2.07 mmol/L以下或使LDL-C下降幅度＞40%。

对于有颅内外大动脉粥样硬化性易损斑块或动脉源性栓塞证据的缺血性脑卒中和TIA患者，推荐尽早启动强化他汀类药物治疗，建议目标LDL-C＜2.07 mmol/L或使

LDL-C下降幅度>40%。

长期使用他汀类药物总体上是安全的。他汀类药物治疗前及治疗中，应定期监测肌痛等临床症状及肝酶（谷氨酸和天冬氨酸氨基转移酶）、肌酶（肌酸激酶）变化，如出现监测指标持续异常并排除其他影响因素，应减量或停药观察（供参考：肝酶>3倍正常上限、肌酶>5倍正常上限时停药观察；老年患者如并发重要脏器功能不全或多种药物联合使用时，应注意合理配伍并监测不良反应）。

对于有脑出血病史或脑出血高风险人群应权衡风险和获益，建议谨慎使用他汀类药物。

**（三）颈动脉狭窄的手术及介入治疗**

研究表明，动脉粥样硬化与脑血管病尤其与脑梗死的发生有密切关系。动脉粥样硬化引发脑梗死的机制包括动脉内膜不稳定斑块脱落导致远端血管栓塞，内膜损害后脂质或血液有形物质在管腔内沉积导致血管狭窄，引起局部脑组织低灌注损伤。目前动脉粥样硬化性狭窄常用的治疗方法有药物治疗、手术治疗和血管内介入治疗。其中，手术治疗包括动脉内膜剥脱术、颅内外血管搭桥术等；血管内介入治疗包括动脉血管成形和支架置入术、血管内膜旋切术、激光或机械辅助的血管再通术等。

**（四）颅内动脉狭窄的治疗**

颅内动脉狭窄是引起缺血性卒中的一个重要原因，大样本流行病学调查表明，10%~29%的脑缺血事件是由颅内动脉粥样硬化引起的。与颅外段颈内动脉狭窄的患者相比，颅内动脉狭窄者更容易引起缺血性卒中，发生卒中后患者的死亡率也较高。另外，颅内狭窄病灶较少出现预警症状，多数患者不出现TIA而直接发生完全性卒中，引起严重神经功能缺失。尤其是位于远端的血管，侧支循环少而不完全，卒中发生率更高。如大脑中动脉及基底动脉的狭窄可能比颅内颈动脉及椎动脉远端的狭窄产生更为严重的后果，而颈内动脉的闭塞仅有60%的患者产生卒中症状。因此，颅内动脉狭窄尤其值得重视，需要更为积极有效的治疗措施。

# 第三章 老年呼吸系统疾病

## 第一节 肺炎

随着年龄的增长，从鼻腔到肺部的解剖结构会逐渐出现退行性变化。在老年群体中，呼吸系统的生理变化主要体现在以下几个方面：首先，鼻黏膜变得较为薄弱，腺体功能衰退，导致鼻道加宽和鼻腔干燥，进而减弱了对吸入空气进行加热与湿润的能力。其次，咽喉部位的肌肉及其弹性组织发生萎缩现象，软组织变得松弛，腔道容易塌陷；同时，咽喉黏膜变薄、敏感度降低，加之声门保护反射以及咳嗽和喉反射能力下降，增加了误吸风险，从而可能引发肺部感染。然后，唾液分泌量减少及吞咽功能减退，使得口腔清洁效率降低，并且气道内纤毛清除异物的功能也随之减弱，这是上呼吸道细菌定植以及肺部感染的一个常见因素。最后，肺脏自身的弹性回缩能力减弱，胸壁的顺应性与呼吸肌的力量都有所下降；胸间质经过重构，其中弹性蛋白与胶原蛋白的比例发生了逆转；远端肺泡管和肺泡毛细血管的数量减少，降低了肺泡气体交换的有效面积；小气道直径缩小，呼出气流速度减慢，而功能残气量却有所增加。由于上述生理性的退行改变，老年患者一旦遭遇肺部感染，就很容易导致氧合功能受损，进而造成呼吸肌疲劳乃至呼吸循环系统衰竭。[①]

肺炎是指影响肺小叶、肺泡及其周围组织的一种感染性疾病。尽管肺炎可以出现在任何年龄段的人群中，但老年人（≥60岁）构成了该病的主要高风险群体。在引起肺炎的各种原因中，细菌感染是最为普遍的一个。相较于年轻患者，老年患者患上肺炎后，其病情往往更为严重，且较少表现出典型的呼吸系统症状；相反地，他们可能会首先出现与其基础健康状况相关或非特异性肺外的症状。此外，老年患者的临床表现通常缺乏典型特征，疾病进展迅速，容易发展成为重症肺炎。老年人肺炎死亡率较高的主要原因在于其原有的慢性疾病以及严重的并发症或并发情况。

鉴于老年人肺炎的症状往往不够典型，这可能导致诊断上的困难，从而延误了最佳治疗时机。因此，医疗工作者应当提高对这一群体肺炎症状的关注度，以便能够及早识别病情并及时采取干预措施，最终促进患者康复效果的提升。

---

①张从高.新编老年病诊断与治疗[M].长春：吉林科学技术出版社，2019.

## 一、病因与分类

肺炎的发生可由多种因素引起，包括但不限于病原微生物的侵袭、物理化学因素的作用、免疫系统的异常反应、变应原的影响以及药物不良反应等。在这些原因中，病原微生物引发的细菌性肺炎是最为普遍的一种情况。

在老年群体中，感染性疾病以肺炎最为普遍，依据发病地点的不同可将其划分为社区获得性肺炎、医院内获得性肺炎及养老机构相关肺炎。此外，老年人由于吞咽功能减退等原因容易发生误吸，从而引发吸入性细菌性肺炎。

社区获得性肺炎（community acquired pneumonia，CAP）指的是在非医疗机构环境下发生的肺部感染性疾病，其特征为肺实质区域出现炎症反应。这定义还包括那些由具有明确潜伏期的病原体引起，并且患者在进入医院后于该病原体平均潜伏期内发病的情况。

医院内发生的肺炎（hospital acquired pneumonia，HAP）特指那些在患者住院期间出现的情况，即患者入院时并未携带此病且非处于任何感染的潜伏阶段，而是自其正式进入医疗机构起超过48 h后才首次显现的肺部感染症状。

在养老院环境中发生的肺炎，通常被称为养老院获得性肺炎（nursing home acquired pneumonia，NHAP）。这类疾病的发生率、病情严重程度及患者的预后情况处于社区获得性肺炎与医院内获得性肺炎之间，但从特征上看更倾向于后者。

吸入性肺炎（aspiration pneumonia，AP）是指因误吸而导致的肺实质炎症。此处所指的“吸入”，即口腔或咽部液体、分泌物，或胃内容物反流入喉及下呼吸道的过程。吸入物质引发的具体病症取决于吸入量、吸入物性质、发生频率以及个体对这些物质的反应程度。在老年人中，该病通常由吸入化学性物质或细菌引起。

## 二、临床表现

### （一）老年人肺炎的临床特点

起病隐袭。

在已有基础疾病的情况下，患者更易并发肺部感染，例如慢性阻塞性肺病、慢性肺源性心脏病、冠状动脉疾病、糖尿病、脑血管疾病及肿瘤等病症与肺炎并存的情况。临床上，这种并发状况往往表现为原有疾病的症状加剧或恶化，有时可能仅表现为呼吸速率的增加，而不一定伴有咳嗽或咳痰等症状。

常表现为心率加快或食欲下降、精神状态不佳等症状。多数情况下，患者不会出现发热现象。在老年群体中，还可能出现过度嗜睡、认知功能障碍乃至昏迷、大小便失控等情况，这些症状有时被统称为“老年病五联征”（尿失禁、意识模糊、缺乏活动意愿、跌倒、丧失生活能力）。

在重症病例中，低氧血症的发生率较高，并且有可能进一步恶化为呼吸衰竭，进而引发多器官功能障碍综合征。

在临床观察中发现，菌血症较为普遍，通过血液培养能够检测到相关的致病微生物；相比之下，痰液检查的阳性率相对较低，介于30%～50%之间。

疾病的进程往往较为漫长，肺部炎症的吸收过程可能持续1～2个月之久。如果炎症未能完全被吸收，则有可能演变为机化性肺炎。当此类肺炎继发于支气管肺癌导致的阻塞时，患者常会在同一区域经历反复感染。

通常情况下，感染是由多种病原体共同作用的结果，例如病毒与细菌、细菌与真菌、需氧菌与厌氧菌之间的复合感染。

**（二）老年吸入性肺炎临床表现**

常有误吸史及相关基础疾病危险因素。

起病隐袭，可慢性、持续、隐蔽而无明显诱因地反复发生。

大量吸入物质后，患者可能出现呛咳或痉挛性咳嗽症状，并伴有浆液性泡沫状痰或带有血丝的痰。此外，还可能有呼吸急促与心跳加速的情况。1～2 h之后，患者可能会突然出现严重的呼吸困难以及皮肤发绀现象。听诊时，在双侧肺部可检测到湿性啰音、痰鸣声及哮鸣音。病情进展迅速，急性呼吸窘迫综合征的发生率显著增加。

在老年群体中，重症肺炎往往伴随有呼吸功能不全、心脏泵血能力下降、循环系统衰竭以及胸膜炎症等问题，其中还包括化脓性胸膜炎等严重情况，这些并发症极大地影响了患者的预后。

**（三）重症肺炎**

相较于中青年群体，老年人由于身体各器官功能逐渐减退及整体免疫能力下降，往往面临更多并发疾病的问题，因此他们罹患严重肺部感染的风险更高。

重症肺炎的诊断依据包括以下几点：①患者出现意识状态异常；②呼吸频率超过每分钟30次；③动脉血氧分压低于8 kPa，或者氧合指数（$PaO_2/FiO_2$）小于300，并且需要机械通气支持；④血压下降至90/60 mmHg以下；⑤胸部X光片显示双侧或多处肺叶受累，或在入院后48 h内病灶范围扩大超过50%；⑥尿量减少至每小时不足20 mL或4 h内少于80 mL，或是发展为急性肾功能衰竭而需要透析治疗。满足上述任一条件即可确诊为重症肺炎，此类患者应当立即接受积极治疗，如有条件应被安排进入重症监护室（ICU）接受进一步护理。

## 三、诊断及鉴别诊断

依据相关指南来判定社区获得性肺炎（CAP）或医院获得性肺炎（HAP），在多数情况下并非难事。然而，对于老年人而言，由于其发热症状可能不显著，且呼吸系统相关的体征和症状往往不够典型，这些情况容易被患者的基础疾病所掩盖。因此，在这种情形下，及时进行肺部CT扫描以明确诊断显得尤为重要。此外，通过病原微生物检测可以进一步确定具体的致病因素。

对于吸入性肺炎的确诊，通常基于老年患者的过往病史、误吸事件记录以及与该病症相关的临床表现和影像学特征来进行。其中，荧光显像吞钡测试被视为评估此类疾病的一个关键指标；而纤维咽喉镜直接观察下的吞咽实验，则提供了一种精确度较高的手段来检测患者是否存在吞咽障碍。

在进行诊断时，需要注意区分该病症与心力衰竭、肺栓塞、肺结核及伴有肺部感染的肺癌之间的差异。

## 四、治疗

### （一）一般治疗

老年人肺炎可视为重症肺炎，一旦确诊，应住院治疗。

调整低氧状态：通常采用鼻导管或面罩供氧方式。对于那些通气量基本处于正常范围但存在低氧血症的患者，可以在一定时间内给予浓度在40%～60%之间的氧气，以确保动脉血氧分压（$PaO_2$）达到至少8 kPa或者血氧饱和度（$SaO_2$）不低于90%。而对于患有基础疾病如慢性阻塞性肺病、慢性肺心病等导致二氧化碳潴留明显的慢性呼吸衰竭患者，则应采取低浓度（低于35%）、低流速（每分钟1～2 L）的持续性吸氧治疗，并定期监测血液气体成分变化，保证$PaO_2 \geq 8$ kPa或$SaO_2 \geq 90\%$。在因痰液堵塞引起紧急状况时，需立即提供高浓度氧气吸入并及时清除呼吸道分泌物。

为了促进痰液排出，建议鼓励患者主动咳嗽排痰。对于那些痰液较为黏稠的患者，可以通过使用支气管扩张剂来缓解呼吸困难，并配合化痰药物治疗。此外，采用局部雾化吸入的方法有助于湿润呼吸道，从而更有效地清除痰液。特别需要注意的是，老年人由于体力较弱，可能出现因咳嗽力度不足导致的排痰障碍问题，这增加了发生窒息的风险，因此需要格外关注以保障其生命安全。

促进痰液排出的有效措施包括：①增加水分摄入量。②定期变换体位并轻拍背部，或采用体位引流技术。③利用祛痰药物与超声雾化吸入疗法辅助排痰。需特别注意的是，应尽量避免使用强效镇咳药及镇静安眠类药品，以免抑制咳嗽反射，造成呼吸道阻塞加剧以及感染风险上升。④当痰液因患者无力自行清除而在气道内大量积聚时，应及时采取吸痰措施。⑤若发生严重窒息情况，应迅速采取应急措施，如用清洁的手帕或纱布包裹示指伸入患者咽喉部位以取出阻碍物；在必要情况下，还需借助纤维支气管镜检查或实施气管插管手术来彻底清理呼吸道内的分泌物。

**（二）抗菌治疗**

对于肺炎的治疗，首先应依据患者的具体状况及发病环境给予初步的经验性抗菌处理，并依据后续痰液培养的结果调整治疗方案。无论是基于经验还是针对特定病原体进行的治疗，选择抗生素时都应当遵循国内外相关指南的标准。

在选择抗菌药物时需特别谨慎，要考虑到老年人群体中普遍存在血浆白蛋白水平降低、肾功能减弱以及肝酶活性下降等情况，这些因素会导致他们体内药物浓度相较于年轻人更高，药物的半衰期也更长，从而增加了出现不良反应的风险。因此，在为老年患者开具此类药物时，应当采取措施尽量减少或避免潜在的不良反应。

老年肺炎抗菌治疗原则如下。

第一，掌握抗生素药物的适用范围、抗菌效能、药代动力学特性、药效学原理及其可能引发的不良反应。

第二，遵守《抗菌药物临床应用指导原则》的规定。对于老年人群，特别是年龄较大的患者，在使用主要通过肾脏排泄的抗生素时，应当按照轻度肾功能下降的标准来调整剂量，通常建议给予正常治疗量的1/2～2/3。这一规则适用于多数青霉素类、头孢菌素类以及其他β-内酰胺类抗生素。在选择适合老年患者的抗菌药物时，应优先考虑那些毒性较低且具有杀菌效果的药品，如青霉素类和头孢菌素类等β-内酰胺类药物是较为理想的选择。相反，氨基糖苷类、万古霉素及去甲万古霉素这类潜在毒性较高的药物，则应尽量避免使用；若确实需要使用，则应在密切监测下谨慎施用，并实施血药浓度检测，依据检测结果个性化地调整给药方案，以确保治疗既安全又有效。

第三，对于给药方案及其疗程应有充分了解。针对中度至重度感染的患者，推荐初始治疗采用静脉给药，在患者状况改善时，则可转为口服方式继续治疗。

第四，及早确认病原体感染类型，根据致病菌及药物敏感测定选择用药。

第五，在治疗过程中，应当密切监控可能出现的不良反应，并采取措施预防菌群失衡、假膜性小肠结肠炎以及二次感染等问题的发生。

第六，熟悉药物间相互作用，避免增加不良反应，发挥协同作用。

第七，抗菌治疗尽早开始，首剂抗生素治疗争取诊断CAP后4 h内使用。

第八，对抗菌疗法效果的评估通常在开始使用抗生素后的48～72 h内进行。若治疗有效则表现为：体温降低；临床症状好转；白细胞计数逐渐减少或恢复到正常范围。如果经过了72 h的治疗后仍未观察到改善，可能的原因有：①所使用的药物未能针对致病细菌，或者细菌对药物产生了抗性；②感染由特殊类型的病原体引起，比如结核杆菌、真菌或病毒；③患者出现了并发症，或者是存在某些宿主因素（例如免疫功能低下）影响了疗效；④非感染性疾病被误诊为肺炎；⑤可能是由于药物引起的发热，或者是与静脉导管相关的感染。对于那些患有基础疾病的老年人来说，他们的病情往往更加复杂，因此需要仔细分析，并根据需要执行额外的检查和相应的干预措施。

第九，不应将胸部X光片的结果作为停止治疗的唯一依据。鉴于老年群体肺部组织弹性减弱、支气管紧张度下降、肺部通气功能受限以及淋巴循环受阻等生理特点，炎症病灶的消散过程较为缓慢，通常需要4～6周才能完全被吸收。若吸收不彻底，则有可能演变成机化性肺炎。

**（三）呼吸支持**

对于患有肺炎的老年群体而言，一旦出现呼吸衰竭症状，并且满足机械通气的临床指征时，应当及时采取相应的机械辅助通气措施以提供必要的呼吸支持。具体采用无创或有创通气方式，则需依据患者病情的严重程度来决定。

**（四）防止误吸**

为避免误吸，可采取以下措施：首先，加强口腔的日常护理。其次，建议患者自身或其家属为患者选择合适的营养摄入方式，例如适当调整固体食物的比例。此外，改善患者的睡眠习惯和体位也十分重要，应避免在进食过程中入睡或是饭后立刻躺下休息；推荐采用上身抬高的卧姿，当处于平躺状态时头部应抬高约60°，侧卧时则需将头部抬高至15°左右。对于因假性延髓性麻痹而导致吞咽困难及身体极度虚弱的患者，应当继续使用胃管鼻饲，并定期进行翻身拍背等护理操作。最后，利用物理治疗方法，比如通过吞咽模式训练仪来进行康复训练。

**（五）对症和支持治疗**

应迅速补充液体，调整酸碱平衡及电解质失衡；对于出现发热症状的老年患者，在使用退热药物时需格外谨慎，以防发生虚脱或休克现象；当患者并发肺炎时，其既有的慢性疾病可能会进一步恶化，因此需要密切关注并及时处理并发症及相关共病。

## 五、预防

对于老年人而言，肺炎的防控至关重要。主要预防策略包括：①接种疫苗。接种肺炎球菌疫苗是预防肺炎球菌性疾病最经济、有效的方法。早在2008年，世界卫生组织就将肺炎球菌性疾病列为需“极高度优先”使用疫苗预防的疾病。②戒烟。烟草依赖是一种慢性疾病，鼓励患有肺炎且有吸烟习惯者将戒烟纳入其治疗计划中，即便部分老年人不愿意放弃吸烟，也应至少完成肺炎球菌与流感疫苗的接种以降低患病风险。

③为了减少呼吸道疾病的交叉感染，当出现咳嗽等症状时，佩戴口罩等个人防护措施显得尤为重要。④通过改善饮食结构、增加适量的身体活动来提升整体健康状况及免疫功能，从而增强抵抗感染的能力。

# 第二节 慢性阻塞性肺疾病

慢性阻塞性肺疾病（chronic obstructive pulmonary disease，COPD）是一种以持续存在气流受限为特征的慢性呼吸系统疾病，气流受限呈进行性发展，伴有气道和肺对有害颗粒或气体的慢性炎症反应增强。其反复急性加重及其并发症影响整体疾病的严重程度。COPD是老年人的常见病、多发病。随着社会进入老龄化，可以预测在未来数年内其患病率及病死率将会进一步上升。

## 一、病因

COPD确切病因尚不清楚，所有与慢性支气管炎和阻塞性肺气肿发生有关的因素都可能参与COPD的发病。已发现的危险因素大致分为内因（个体易患因素）与外因（环境因素），两者相互影响。

### （一）个体因素

1.遗传因素

流行病学研究结果提示，COPD易患性与基因有关，但COPD肯定不是一种单基因疾病，其易患性涉及多个基因。目前唯一比较肯定的是不同程度的α抗胰蛋白酶缺乏。其他如谷胱甘肽S转移酶基因、基质金属蛋白酶组织抑制物2基因、血红素氧合酶1基因、肿瘤坏死因子α基因，白细胞介素（IL）-13基因、IL-10基因等可能与COPD发病也有一定关系。

2.气道高反应性

支气管哮喘和气道高反应性是COPD的危险因素，气道高反应性可能在接触吸烟或某些环境的损伤因素后产生。

3.肺的发育

肺的发育与妊娠过程中的发育进程、出生时体重和儿童期接触的环境因素有关，儿时肺功能值明显减低者，其发展为COPD的危险性增高。[①]

①周香，郑兰兰.慢性阻塞性肺疾病急性加重期患者凝血功能障碍与炎症和高碳酸血症的相关性分析[J].临床肺科杂志，2025，30（04）：587-591，596.

### （二）环境因素

1. 吸烟

吸烟为COPD重要的发病因素，吸烟开始的年龄越小，吸烟时间越长，每日吸烟量越多，患病率越高。吸烟能使支气管黏膜鳞状上皮化生，纤毛变短、不规则，纤毛运动发生障碍，降低局部抵抗力，削弱肺泡吞噬细胞的灭菌能力，易引起支气管感染。吸烟者肺功能异常率增高，第一秒用力呼气容积的年下降率较快，死于COPD的人数较非吸烟者多。被动吸烟增加了肺的总吸入颗粒，增加肺的负担，也可加重呼吸道症状，促进COPD的发生。在妊娠期吸烟影响子宫内胎儿肺的生长发育并有可能影响胎儿的免疫系统。

2. 职业性粉尘和化学物质

当与职业性粉尘及化学物质（变应原、刺激雾和烟雾、工业废气及室内空气污染等）接触足够强度和时间时，可单独引起COPD。如接触某些特殊物质、刺激性物质、有机粉尘及变应原可引起气道的高反应性，尤其在已经有气道损伤时更明显。

3. 空气污染

空气中的有害气体如氯、氧化氮、二氧化硫、臭氧等对支气管黏膜有刺激和细胞毒性作用。空气中的烟尘或二氧化硫明显增加时，COPD急性发作显著增多。空气中污染物质可对支气管黏膜造成损伤，使纤毛清除功能下降，导致呼吸道防御功能减弱，易引发感染。烹调时产生的大量油烟和燃料产生的烟尘也是COPD的危险因素。

4. 呼吸道感染

呼吸道感染是COPD发生、发展的一个重要因素，肺炎链球菌和流感嗜血杆菌可能是COPD急性发作的主要病原菌。病毒（如鼻病毒、腺病毒和呼吸道合胞病毒）也对COPD的发生和发展起重要作用。肺炎支原体和肺炎衣原体与COPD发病的直接关系仍需进一步阐明。有报道称，在COPD的急性加重期，肺炎支原体抗体增加。儿童期严重的呼吸系统感染与成年期的肺功能下降及呼吸系统症状发生有关。

5. 社会经济地位

COPD发病与患者社会经济地位呈负相关。这也许与室内外空气污染的程度不同、营养状态及社会经济地位差异等有一定的相关性。

## 二、临床表现

### （一）病史

老年COPD患者病史有以下特征。

吸烟史：多有长期大量吸烟史。

有害物质接触史，如较长期粉尘、烟雾、有害颗粒或有害气体接触史。

家庭史，COPD有家庭聚集倾向。

多在中年以后发病，症状好发于秋冬寒冷季节，常有反复呼吸道感染及急性加重史。随着疾病进展，急性加重变得频繁。COPD后期发生低氧血症和（或）高碳酸血症，并可发生肺源性心脏病。

**（二）症状**

慢性咳嗽：通常是COPD的首发症状，初起咳嗽呈间歇性，晨起加重，以后早晚或整日均有咳嗽，但夜间咳嗽并不显著。有少数患者可无咳嗽症状而出现明显的气流受限。

咳痰：咳白色黏液性痰，合并感染时咳脓痰，痰量增多。任何形式的慢性咳痰均提示COPD。

气短或呼吸困难：是COPD的标志性症状和大多数患者就医的原因，也是引起患者生活自理能力下降及对疾病产生焦虑心理的主要原因。症状逐渐加重，随时间增加而呈持续性，以致日常活动甚至休息时也感气短，患者诉“呼吸费力”“沉重”“缺乏空气”或“憋气”。运动及呼吸道感染时症状加重。

喘息和胸闷：部分患者特别是重度患者有喘息，胸部紧闷感通常在劳力后发生，与呼吸费力、肋间肌等容性收缩有关。

全身性症状：晚期患者常有体重下降、食欲减退、营养不良，外周肌肉萎缩和功能障碍，精神抑郁和（或）焦虑等，合并感染时可咳血痰或咯血。

**（三）体征**

早期COPD体征可不明显，随着病情的发展可出现桶状胸。

视诊及触诊：胸廓形态异常、胸部过度膨胀，前后径增大、剑突下胸骨下角（腹上角）增宽及腹部膨凸等；常见呼吸变浅，频率增快，辅助呼吸肌如斜角肌及胸锁乳突肌参加呼吸运动，触觉语颤减弱或消失。重症可见胸腹矛盾运动；患者呼吸时常采用缩唇呼吸，以增加呼出气量；呼吸困难加重时，常采取前倾坐位；低氧血症者可出现黏膜及皮肤发绀，伴右心力衰竭者可见下肢水肿、肝大。

叩诊：肺叩诊可呈过清音，心浊音界缩小或不易叩出肺下界，肝浊音界下移。

听诊：两肺呼吸音可减低，呼气延长、心音遥远，并发感染时肺部可有干、湿性啰音。如剑突下出现心脏搏动及心音较心尖部明显增强时，提示并发肺源性心脏病。

## 三、诊断及鉴别诊断

### （一）诊断要点

根据病史、危险因素接触史、体征及实验室检查综合分析，COPD的诊断很容易确定。存在气流受限是诊断COPD的必备条件。肺功能检查是诊断COPD的金标准。

慢性支气管炎和肺气肿患者，无呼气气流受限，则不能诊断为COPD，但应将具有咳嗽、咳痰症状的慢性支气管炎视为COPD的高危期。

### （二）鉴别诊断

支气管哮喘：与COPD鉴别有时存在一定困难；哮喘常在儿童期发病，每日症状变化大，夜间或凌晨症状明显，常伴有过敏体质，过敏性鼻炎和（或）湿疹。部分有哮喘家族史，表现为可逆性气流受限。而COPD多于中年后起病，症状缓慢发展，逐渐加重，多有长期吸烟史或有害气体、颗粒等接触史，活动后气促明显，主要为不可逆性气流受限。必要时做支气管激发试验、支气管舒张试验和（或）呼气流量峰值（peak expiratory flow，PEF）昼夜变异率来进行鉴别，在少部分患者中，两种疾病可重叠存在。

支气管扩张症：具有反复发作咳嗽、咳痰的特点，合并感染时有大量脓痰；或有反复和多少不等的咯血史；肺部以湿性啰音为主，多固定在一侧的下肺；可有杵状指（趾）；胸部X线多见肺纹理粗乱。支气管造影或肺CT可以与COPD鉴别。

肺结核：各种年龄均可发病，多有局部症状或结核中毒症状，如发热、乏力、盗汗、消瘦、咯血等；胸部X线表现为肺部浸润或结节样病灶；部分痰结核菌阳性，可确诊。

闭塞性毛细支气管炎：青年起病，多为非吸烟患者，可能有风湿关节炎病史或是烟雾接触史，主要是小气管腔内肉芽组织阻塞造成的疾病，肺功能多为限制性改变。做肺CT检查及肺组织活检病理有助于确诊。

弥漫性泛细支气管炎：肺功能有阻塞性损害，发病率为11.1/10万，男女之比为1.4∶1。各年龄组均可发病，与吸烟无密切关系，几乎均有慢性鼻窦炎。胸部X线片和高分辨率CT显示弥漫性小叶中心性的小结节影和肺过度充气。

充血性心力衰竭：有高血压、冠心病等心脏病史，双肺底可闻及湿性啰音；胸部X线显示心脏扩大、肺水肿；肺功能检查提示容量受限，无气流受限。①

①周香，郑兰兰.慢性阻塞性肺疾病急性加重期患者凝血功能障碍与炎症和高碳酸血症的相关性分析[J].临床肺科杂志，2025，30（04）：587-591，596.

## 四、治疗

包括疾病的评价和监测，减少危险因素，稳定期的治疗，急性加重期的治疗。

### （一）COPD治疗目标

减轻症状，防止病情发展。

缓解或阻止肺功能下降。

改善运动能力，提高生活质量。

预防和治疗并发症。

防治急性加重，降低死亡率。

### （二）稳定期治疗

原则是根据病情严重程度选择治疗方法。

1.教育和管理

对稳定期COPD治疗总体原则是根据疾病严重程度进行分级治疗。通过教育与管理提高患者及有关护理人员对COPD的认识水平和患者自身处理疾病的能力，更好地配合治疗和加强预防措施，减少反复发作的次数，维持病情稳定，提高生活质量。主要内容有：①教育和督促患者戒烟。②使患者了解COPD的病理生理与临床基础知识。③掌握一般和某些特殊的治疗方法。④学会自我控制病情的技巧，如腹式呼吸及缩唇呼吸锻炼等。⑤了解赴医院就诊的时机。⑥社区医师定期随访和疾病管理。

2.控制职业性或环境污染

避免或防止粉尘、烟雾及有害气体吸入。

3.药物治疗

改善和预防症状，减少发作频率和严重程度，提高运动耐力和生活质量。

（1）支气管舒张剂

松弛支气管平滑肌使支气管舒张，缓解气流受限，是控制COPD症状的主要治疗措施，短期按需应用可缓解症状，长期规划应用可预防和减轻症状，增加运动耐力，但不能使所有患者的$FEV_1$得到改善。主要的支气管舒张剂有β受体激动剂，抗胆碱能药物甲基黄嘌呤类。

$\beta_2$受体激动剂：已知气道平滑肌和肥大细胞具有$\beta_2$受体，应用高选择性的$\beta_2$受体激动剂可减少血管的不良反应，尤其是吸入性的β受体激动剂作为首选。短效$\beta_2$受体激动剂的雾化吸入剂有沙丁胺醇、特布他林等，吸入后数分钟开始起效，15～30 min达到峰值，持续疗效4～5 h，每次剂量100～200 μg（每喷100 μg），24 h不超过12喷。主要用于缓解症状，按需使用。长效β受体激动剂的雾化吸入剂有沙美特罗与福英特罗等，作用持续12 h以上，有利于缓解夜间与清晨症状。

抗胆碱能药物：是一种抗M胆碱类平喘药，可以阻断节后迷走神经通路，降低迷走神经兴奋性。抗胆碱能药物可阻止乙酰胆碱和支气管平滑肌上的毒蕈碱受体相互作用引起的细胞内环鸟苷酸的增高，使支气管舒张。吸入性抗胆碱能药物如异丙托溴铵（溴化异丙托品），吸入后其作用只局限于肺部扩张支气管而并不作用于全身，同$\beta_2$受体激动剂联合吸入治疗可加强支气管舒张作用且持久。用法：间歇期长期治疗，爱全乐气雾剂（每喷20 μg），每次2喷，每日数次（平均3～4次），最好每隔4 h吸1次。发作期治疗，需2～3喷，2 h后可再吸1次。噻托溴铵为长效抗胆碱能药吸入剂，作用长达24 h以上，吸入剂量为18 μg，每日1次。对阿托品类药品过敏者禁用。前房角狭窄的青光眼或前列腺肥大而尿道梗阻的患者慎用。

茶碱类药物：能抑制磷酸二酯酶，提高平滑肌细胞内的CAMP浓度，可解除气道平滑肌痉挛，改善心搏血量、扩张全身和肺血管，增加水盐排出，兴奋中枢神经系统，同时具有腺苷受体的拮抗作用，刺激肾上腺分泌肾上腺素，增加呼吸肌的收缩，增强气道纤毛清除功能和抗炎作用。缓释片或控释片每日1次或2次口服可达稳定的血浆浓度，对COPD有一定效果。血茶碱浓度 > 5 mg/L，即有治疗作用；当血茶碱浓度 > 15 mg/L时不良反应明显增加，应注意监测血药浓度。吸烟可加速其在体内的清除，充血性心力衰竭、感染、发热可减慢此药在体内的清除。$H_1$受体拮抗药、大环内酯类药物、氟喹诺酮类药物和口服避孕药等可使茶碱血浓度增加。

三类支气管扩张剂，要根据患者个体情况决定使用短效或是长效。短效剂型价格低，但不如长效制剂方便，不同作用机制的药物联合应用可增强支气管舒张作用，用量小，可减少不良反应。短效$\beta_2$受体激动剂与抗胆碱能药异丙托溴铵联合应用比各自单用使$FEV_1$获得较大与较持久的改善；$\beta_2$受体激动剂、抗胆碱能药物和（或）茶碱联合应用，肺功能与健康状况可获进一步改善。

（2）糖皮质激素

长期吸入糖皮质激素并不能阻止COPD患者$FEV_1$的降低，长期吸入糖皮质激素仅适用于有症状的COPD且治疗后肺功能有改善者，对$FEV_1$ < 50%预计值（Ⅱ级中度或Ⅲ级重度）的COPD患者及反复加重要求抗生素或口服糖皮质激素者可考虑使用，可进行6周至3个月激素吸入试验治疗。老年患者长期应用吸入性激素可增加患肺炎的风险，同时可增加骨折的风险，应严格掌握适应证，根据治疗效果确定是否继续激素吸入治疗。对COPD患者，不推荐长期口服糖皮质激素治疗。

（3）其他药物

祛痰药（黏液溶解剂）：常用的有盐酸氨溴索、乙酰半胱氨酸，对一部分痰液黏稠的患者有效。

抗氧化剂：N–乙酰半胱氨酸可降低疾病反复加重的频率。

免疫调节剂：对降低COPD急性加重程度可能具有一定的作用，但尚未得到确证，不推荐常规使用。

疫苗：流感疫苗可每年秋季给予一次，或秋、冬季各给一次，减少COPD患者的严重发作和死亡。

增强$\alpha_1$抗胰蛋白酶治疗，仅用于严重的遗传性$\alpha_1$抗胰蛋白酶缺乏的肺气肿患者。

4. 氧疗

COPD稳定期进行长期家庭氧疗对慢性呼吸衰竭患者可提高其生存率。长期氧疗对血流动力学、血液学的特性、运动能力、肺生理和精神状态都会产生有益的影响。

Ⅲ级患者有以下指征应长期家庭氧疗：①$PaO_2 \leq 7.33$ kPa，或$SaO_2 \leq 88\%$伴或不伴高碳酸血症。②$PaO_2$ 7.33~8.00 kPa或$SaO_2 < 89\%$，且伴肺动脉高压、心力衰竭、水肿，或红细胞增多症（血细胞比容 > 55%）。

长期氧疗的目标是使基础$PaO_2$增加至≥8 kPa和（或）$SaO_2 > 90\%$，这样可维持重要器官的功能，保证周围组织氧供。家庭氧疗可经鼻导管吸入氧气，流量为1.0 ~ 2.0 L/min，每日吸氧持续时间 > 15 h。

5. 康复治疗

主要目标是减轻症状、改善生活质量以及增加体力和积极投入日常活动。康复治疗包括呼吸生理治疗、肌肉训练、营养支持、精神治疗与教育等多方面措施。例如，协助拍背或改变体位，以促进患者排痰；指导患者正确的呼吸锻炼，包括用力呼气及避免快速浅表的呼吸、缩唇呼气和腹式呼吸等，以减轻患者$CO_2$潴留，减轻其呼吸困难症状。指导患者适合的运动（如步行、登楼梯、踏车等）与呼吸肌锻炼等。推荐患者适当的营养支持，达到营养均衡、热量适当，以维持理想的体重和体力等。

6. 外科治疗

有肺大疱切除术、肺减容术、肺移植术等，要根据患者胸部CT、动脉血气、肺功能、耐受性、伴随症等全面分析，选择恰当的手术指征。

**（三）加重期的治疗**

治疗目标：使当前急性加重的危害最小化。

1. 确定COPD急性加重（AECOPD）的原因

引起AECOPD常见原因是气道感染和空气污染，主要是细菌、病毒感染，但有1/3找不到原因。肺炎、充血性心力衰竭、气胸、胸腔积液、肺栓塞、心律失常等可以引起与AECOPD相似的症状，需加以鉴别。

2.诊断和严重性的评估

气促加重是AECOPD的主要表现，常伴有喘息、胸闷咳嗽加剧、痰量增多，痰的颜色和黏度发生改变以及发热等。同时亦可出现身体不适、失眠、嗜睡、疲乏、抑郁以及意识模糊。运动耐受力下降、发热和（或）胸部X线表现异常时可能为AECOPD的征兆，痰量增加及出现脓性痰常提示细菌感染。

评价AECOPD病情的严重度：将患者病情加重前的病史、症状、体征、肺功能测定、动脉血气分析以及其他实验室检查结果，同目前加重期的指标相比较。因为这些指标的急性改变值比绝对值更重要。对于严重COPD患者，患者意识的改变是病情恶化的重要指标，一旦出现需及时送医院诊治。

肺功能检查：AECOPD患者，肺功能检查难以配合完成。$FEV_1 < 1.0$ L提示严重发作。

动脉血气分析：对评价AECOPD严重程度很有必要，当$PaO_2 < 8$ kPa和（或）$SaO_2 < 90\%$，提示呼吸衰竭；$PaO_2 < 6.67$ kPa、$PaCO_2 > 9.33$ kPa以及$pH < 7.3$提示病情危重，需严密监护或转ICU行有创或无创机械通气治疗。

心电图检查：有助于诊断右心室肥厚、心律失常以及心肌缺血。

胸肺影像检查：X线胸片有助于COPD加重同肺部疾病的鉴别。肺螺旋CT扫描和血管造影是诊断COPD合并肺栓塞的主要手段。

实验室检查：血红蛋白测定可排除红细胞增多症或贫血；白细胞计数及分类，在部分患者合并感染时可有中性粒细胞核左移。COPD加重并出现脓痰在经验抗菌治疗的同时做痰菌培养和细菌药敏试验，以指导临床抗生素治疗。血生化检查可了解肝肾功能和排除电解质紊乱（低钠、低钾、低氯等）、血糖异常、低白蛋白血症以及酸碱平衡失调等等。测定血浆D–二聚体是诊断COPD合并肺栓塞的重要指标。

3.AECOPD的主要治疗方法

分为院外治疗及住院治疗，措施如下。

控制性氧疗：氧疗是AECOPD的基础治疗，在无严重并发症的AECOPD患者氧疗后较容易达到$PaO_2 > 8$ kPa或$SaO_2 > 90\%$，但有可能发生潜在的$CO_2$潴留。因此，开始氧疗30 min后应查动脉血气分析，确保氧疗有效而无$CO_2$潴留或酸中毒的增加。

抗生素：当患者呼吸困难和咳嗽加重，伴有痰量增多及脓痰时，应根据患者所在地常见病原菌类型及药物敏感性情况积极选用抗生素。由于多数AECOPD由细菌感染诱发，因而抗感染治疗很重要，但因COPD易反复发作，反复应用抗生素，老年人的机体免疫力低下，广谱抗生素的应用及糖皮质激素的应用极易继发真菌感染，造成二重感染，需要采取预防和抗真菌治疗措施。同时要考虑老年人的各器官功能低下，注意各脏器的保护，防止多器损伤及衰竭。

支气管舒张剂治疗：对AECOPD通常选用短效吸入性$\beta_2$受体激动剂治疗，如疗效不显著则可加用抗胆碱能药物。对于较为严重的AECOPD者，可考虑静脉滴注茶碱类药物；监测血茶碱浓度对估计疗效和不良反应有一定意义。

糖皮质激素：AECOPD住院患者，宜在应用支气管舒张剂基础上加服或静脉使用糖皮质激素，但要权衡其疗效及安全性。建议口服泼尼松每日30～40 mg，连续10～14 d，也可静脉给予甲泼尼龙。应注意，延长激素用药时间不能增加疗效，相反会使不良反应增加。

机械通气：AECOPD患者可应用无创正压通气，以降低$PaCO_2$，减轻呼吸困难，降低疾病的病死率。但在积极药物和无创性机械通气治疗后，患者呼吸衰竭仍进行性恶化，出现危及生命的酸碱平衡失调和（或）意识改变时，应及时、适时采用有创机械通气以挽救生命。

其他治疗措施：注意出入水量及电解质的平衡，营养支持治疗（肠内或静脉高营养）；对于卧床、红细胞增多症或脱水患者，注意防止血栓形成，可给予低分子肝素治疗；积极排痰治疗（如刺激咳嗽、叩击胸部、体位引流等方法）；老年人尤其要注意伴随疾病，如糖尿病、冠心病、高血压治疗及并发症（如休克，弥散性血管内凝血，上消化道出血，肝、肾功能不全等）的治疗。

COPD末期患者姑息治疗和临终关怀：对晚期COPD患者非常重要。需考虑COPD患者的独特性，让患者及其家属知道疾病最严重的后果，临终时接受的监护以及由此带来的经济花销等。同时，让医护人员和家属充分了解患者意愿，目的是减少患者的痛楚，有尊严地走完人生最后道路。

## 第三节　慢性肺源性心脏病

肺源性心脏病，简称肺心病，是一种由支气管、肺组织、肺血管或胸部其他部位的疾病引发的病症。这些病变会导致肺循环阻力增加，最终影响右心室的功能或结构，使之发生异常变化。在临床表现上，除了呼吸系统本身的症状之外，还伴随着右心室体积增大及右侧心脏衰竭的现象。根据病情的发展速度和持续时间的不同，此病可被划分为急性与慢性两种类型，其中急性肺心病相较于慢性而言较为少见。通常情况下，提到肺心病时多指其慢性形式，这种类型的疾病起因于胸腔结构、肺实质或是肺部血管长期存在的病理状态，从而导致肺动脉压力上升，促使右心室肌肉增厚、扩张，并可能伴随有右侧心力衰竭的情况。

## 一、病因

支气管与肺部相关疾病：多种慢性呼吸系统疾病，在其晚期阶段均有可能诱发本病。其中最为常见的病因是慢性阻塞性肺疾病（COPD），其占比为80%～90%。除此之外，还包括了诸如支气管哮喘、支气管扩张症、重度肺结核以及由不同因素引起的间质性肺疾病等状况。

胸腔疾病：由严重的脊柱后凸、侧弯及强直性脊柱炎所引发的胸廓异常，以及胸腔手术后的状况，加上胸膜纤维化现象，还有诸如脊髓灰质炎与肌营养不良等神经肌肉疾病的出现，均能导致呼吸功能受损，进而造成氧气供应不足，最终引致肺动脉压力升高。①

肺血管相关病症较为罕见，包括原发性肺动脉高压、肺动脉炎症以及影响到肺动脉的过敏性肉芽肿病。此外，还涉及由于微小血栓反复形成而导致的小范围肺部栓塞等情况。

此外，睡眠呼吸暂停综合征、因严重肥胖导致的肺泡通气障碍以及先天性口咽结构异常等情况也可能引起低氧血症。

## 二、临床表现

### （一）功能代偿期

该病症主要表现为一系列慢性呼吸道症状，包括但不限于持续性咳嗽、咳痰以及气喘。患者在体力活动期间可能会感觉心悸与呼吸困难，并且觉得异常疲劳，同时其劳动能力也会有所下降。体检时，可以观察到典型的肺气肿特征。进一步的胸部叩诊可能揭示干湿啰音的存在；此外，在肺动脉瓣区域第二心音增强的现象较为常见，而在三尖瓣区则可能出现收缩期杂音或剑突下方心脏搏动明显的情况，这些体征通常指向右心室肥大的诊断。

### （二）功能失代偿期（包括急性加重期）

临床表现主要体现为严重的低氧血症症状，如发热、咳嗽以及排痰困难或咳出脓性分泌物。患者常伴有明显的呼吸急促与加重的呼吸困难，皮肤黏膜出现青紫（发绀）、心慌及胸部不适等症状也较为常见。此外，二氧化碳蓄积还可能导致一系列神经精神系统异常，这一现象被称为肺性脑病，其特征包括但不限于头痛、头晕、意识模糊或过度嗜睡，情绪波动表现为冷漠或异常兴奋、言语增多但可能伴有言语障碍、幻觉体验、行为混乱乃至昏迷和抽搐等。体格检查方面，可能会观察到颈静脉显著充盈，心脏搏动位置下移至剑突水平，且在此处可听到最响亮的心音；三尖瓣区存在收缩期

①高鹏，周鸣鸣.常见老年病康复护理标准化手册 第1册[M].苏州：苏州大学出版社，2019.

杂音；肝脏肿大；肝颈静脉回流征阳性；双下肢水肿，严重时甚至形成腹水。

## 三、诊断

### （一）病史及检查

慢性肺源性心脏病是一种由慢性支气管炎、肺气肿以及其他胸部疾病或肺血管异常所引发的心脏病。这种病症通常伴有肺动脉压力升高、右心室扩张或者右心功能障碍等问题。其确诊主要依赖于上述特征的表现。

1.病史

有慢性肺、胸疾病或肺血管病变病史。

2.检查有肺动脉高压、右心室增大或右心功能不全体征

肺动脉高压及右心室增大的诊断依据主要包括以下几点：首先，在体征方面，剑突下方可观察到收缩期搏动现象；同时，肺动脉瓣区域的第二心音增强，三尖瓣区的心音强度相较于心尖部显著提升或出现收缩期杂音。其次，通过X射线检查能够辅助诊断。此外，心电图、超声心动图以及心电向量图亦是重要的诊断工具。最后，放射性核素检测显示肺上部血流量增加而下部减少时，则提示可能存在肺动脉高压的情况。（注：本标准对于高海拔地区仅具有一定的参考价值。）

右心功能障碍的主要临床特征包括：颈部静脉异常扩张、肝脏肿大并伴有触痛感、肝颈静脉回流征象呈阳性反应、下肢出现水肿现象以及静脉压力升高。

### （二）肺心病辅助检查诊断标准

1.肺心病的X线诊断标准

右肺下动脉干的扩张现象可以通过以下几种方式定义：当其横径达到或超过15 mm，或者与气管直径的比例不低于1.07时；又或者是经过一段时间的动态监测后发现，该动脉干的宽度相较于之前增加了至少2 mm。

肺动脉段中度凸出或其高度≥3 mm。

中心肺动脉扩张和外围分支纤细，两者形成鲜明对比。

圆锥部显著凸出（右前斜位45°）或“锥高”≥7 mm。

右心室增大（结合不同体位判断）。

若出现上述前四项中的任意一项，则可作为提示；当存在两项或更多项时，即可作出诊断。对于最后一项特征，一旦确认其存在，同样能够直接用于诊断。

2.肺心病的心电图诊断标准

主要标准：①额面平均电轴需达到或超过+90°改成额面平均心轴大于等于+90°。②V1导联R波与S波振幅比值应不低于1。③出现显著的顺时针转位特征，即V5导联

R波与S波振幅比值不超过1。④RV1加上SV5的总和大于1.05 mV。⑤aVR导联中R波与S波或者R波与Q波的比例至少为1。⑥V1至V3导联呈现QS、Qr、qr形态（但需排除心肌梗死的情况）。⑦P波表现为肺型特征：其电压达到或超过0.2 mV，或者虽然电压同样≥0.2 mV但呈尖峰状，并且当P波电轴超过+80°时，如果QRS复合波出现低电压状态，则P波电压将大于R波振幅的一半，并且依然保持尖峰形态，此时P波电轴也需大于+80°。

次要标准：①肢体导联出现低电压现象。②存在不完全性或完全性的右束支传导阻滞。需注意的是，只要满足主要标准之一即可作出诊断；而当同时符合两个次要标准时，则可视为疑似病例。

3.肺心病的超声心动图诊断标准

主要标准：①右心室流出道直径超过30 mm。②右心室直径大于20 mm。③右心室前壁厚度超出5.0 mm，或者观察到前壁搏动幅度显著增加的情况。④左心室与右心室内径的比例小于2。⑤右肺动脉直径大于18 mm，或主肺动脉直径超过20 mm。⑥右心室流出道与左心房内径的比例高于1.4。⑦在肺动脉瓣运动图中显示出肺动脉高压的迹象（如α波变平或低于2 mm，以及收缩中期关闭现象等）。

参考条件：①室间隔的厚度如果超过12 mm，并且搏动幅度小于5 mm或者表现矛盾运动的现象。②右心房在剑突下区域的尺寸大于25 mm。③三尖瓣前叶曲线DE段与DF段的速度增加，E峰呈现尖高形态，或是AC间期出现延长时，同样具有诊断意义。④若二尖瓣前叶曲线显示其幅度较低（CE小于18 mm），CD段上升缓慢且延长，呈现水平状态，或EF下降速度减慢至每秒低于90 mm，则满足另一个重要特征。需要注意的是，对于存在胸部或肺部疾病的患者，只要符合上述至少两个条件（其中必须包括至少一个主要条件）即可确诊为肺源性心脏病。此外，需要强调的是，这些标准专门适用于通过心前区进行探测的情况。

4.肺心病心电向量图诊断标准

对于存在胸肺疾病的情况，如果心电向量图显示出右心室和（或）右心房扩大的迹象，则符合诊断标准。

（1）右心室肥厚

轻度右心室肥厚的诊断标准如下：①横面QRS环呈现狭长形态，并以逆时针方向从左前方转向后方移动，且S波与R波振幅比值超过1.2；或者在X轴（无论是额面还是横面）上右侧向量与左侧相比的比例大于0.58；又或者是X轴上的向量角度小于−110°同时伴有S波电压高于0.6 mV。②横面QRS环呈逆时针运行，其右后区域占据总面积至少20%，并且额面QRS环表现出顺时针运动特征，最大向量指向角度大于+60°；右下方或右上方区域占总面积至少20%的情况也符合诊断标准。当满足上述任一条件时即可确认。

中度右心室肥厚的诊断标准如下：①在横面QRS环观察到逆时针方向运动，并且向前加右后的面积占总面积超过70%，同时右后向量大于0.6 mV；②横面QRS环呈现出“8”字形状，并且其主要部分及结束部分均指向右后方。当满足上述任一条件时即可确认。

在重度右心室肥厚的情况下，横面QRS环表现为顺时针方向的运动轨迹，其移动趋势为向右前方；同时，T环则显示出左右方向的变化。

（2）右心房增大

根据以下标准之一即可作出诊断：①额面或侧面的最大P向量电压值高于0.18 mV；②横断面上的P环呈现顺时针方向移动；③横断面中朝前的P向量电压大于0.06 mV。额面最大P向量角度超过+75°可作为辅助参考。

疑似肺心病：横断面QRS环呈现出类似肺气肿的圆形特征（环体向右侧偏移，最大QRS向量沿+270°轴方向后伸展，环体幅度减小且宽度变窄），其额面最大QRS向量的方向大于+60°。此外，该圆形特征环的右后部分占整体面积的比例超过15%。在诊断时，可将右束支传导阻滞或终末传导延迟作为辅助参考条件。

## 四、治疗

### （一）急性加重期治疗

急性加重期的处理策略着重于有效抑制感染，保障气道畅通无阻，同时调整因缺氧及二氧化碳积聚引起的异常状况，并解决酸碱平衡失常与电解质失衡问题，以及管理右心室功能不全。

1.积极控制呼吸道感染

呼吸道感染是导致肺心病急性恶化的主要因素之一。感染会导致气道黏膜出现充血和水肿，同时增加气道分泌物的量，进而加剧气流受阻的情况，最终可能导致呼吸功能衰竭。在严重情况下，缺氧与酸中毒会进一步提升肺动脉压力，加大右心室的工作负荷。此外，细菌及其产生的毒素可以直接损害心脏肌肉组织，引发右侧心脏功能衰竭。因此，在急性发作阶段，能否有效控制感染成为治疗成功与否的关键所在，这时合理选择抗生素显得尤为重要。院外发生的感染，通常以革兰氏阳性菌为主；而院内感染则多由革兰氏阴性菌引起。在选择抗菌药物时，应考虑能够覆盖这两种类型病原体的广谱抗生素。常见的治疗选项包括青霉素类、氨基糖苷类、氟喹诺酮类、头孢菌素类、碳青霉烯类、大环内酯类以及多肽类抗生素，还有专门针对厌氧菌的药物。

特别需要注意的是，在为老年患者选用广谱抗生素时，必须警惕二重感染尤其是深部真菌感染的风险，定期进行相关检查以便及时调整用药策略。另外，考虑到老年人群肝肾功能较弱的特点，在使用可能对其造成损伤的药物时，需密切监测这些器官的功能状态，并采取相应措施预防多器官受损。一旦发现异常情况，应及时采取针对性的干预措施。

2.保持呼吸道通畅

肺心病主要由慢性阻塞性肺疾病引起，其特征在于气道的狭窄和阻塞。当发生感染时，痰液量的增加进一步加剧了这种阻塞状况。为了促进呼吸道畅通无阻，可以采取保持气道湿润的方法，比如局部使用超声雾化技术，以及合理地使用解痉、祛痰药物与支气管扩张剂。如果是因为痰栓导致的肺部部分区域无法正常膨胀，则应尽早通过纤维支气管镜来清除这些阻碍物，从而恢复受影响肺组织的功能。若上述措施仍不能有效缓解气道阻塞问题，则可能需要考虑实施气道插管或进行气管切开手术等更为直接的干预手段。

3.纠正呼吸衰竭

在肺心病急性恶化阶段，一个显著的问题是严重的呼吸功能不全。无论是Ⅰ型还是Ⅱ型呼吸衰竭，都会出现缺氧。因此，氧疗成为一个至关重要的治疗步骤。根据患者呼吸衰竭的具体类型来调整给氧浓度，并恰当地使用呼吸刺激药物。如果经过24 h的标准治疗后，患者的呼吸衰竭状况仍未得到改善，则需要采取人工辅助机械通气措施。

4.纠正酸碱平衡失调及电解质紊乱

在肺心病急性加重期出现呼吸衰竭时，临床观察到的酸碱平衡失调主要表现为呼吸性酸中毒、呼吸性酸中毒合并代谢性酸中毒以及呼吸性酸中毒与代谢性碱中毒并存的现象。偶尔也会遇到严重的酸碱失衡状况。治疗上首先强调改善患者的通气条件，纠正缺氧状态和二氧化碳积聚问题。此外，还经常发现电解质紊乱的情况，如钠、钾、氯水平偏低，对此类情况应逐步给予补充调整。

5.控制右侧心力衰竭

对于患有肺源性心脏病并伴有心力衰竭的患者，在积极采取措施控制感染、改善低氧状况以及纠正呼吸功能障碍和电解质紊乱之后，其右心室功能通常能够得到一定程度的好转。然而，针对那些经过上述治疗方案后效果不佳或是病情较为严重的个体，则可以考虑适当使用利尿药物、增强心脏收缩力的药物或血管舒张剂来进一步改善症状。

6.营养支持治疗

患有COPD继发的慢性肺源性心脏病者通常面临较为严重的营养问题，其中60%~80%的个体存在营养不良的问题。通过营养支持治疗能够有效增强患者的呼吸肌肉力量，并改善其免疫系统功能，从而提升整体抵抗疾病的能力。在这类疾病的康复过程中，合理的营养干预至关重要。依据每位患者的具体情况，可以选择口服或静脉注射的方式补充必要的热量与蛋白质，同时确保维生素等营养素得到充分供给。

7.防治并发症

肺心病的并发症较多，应注意密切观察病情，积极预防或早期治疗。

**（二）缓解期治疗**

治疗方案主要侧重于综合疗法，旨在消除潜在诱因，减少或预防急性发作期的出现。此外，还包括实施长期氧气治疗以改善患者的呼吸状况，增强其身体活动能力，并通过适当手段调节免疫系统功能。

## 第四节　支气管哮喘

哮喘，全称为支气管哮喘，是一种涉及多种细胞（包括嗜酸性粒细胞、肥大细胞、T淋巴细胞、中性粒细胞以及气道上皮细胞等）及其组分共同作用下的慢性气道炎症疾病。此类炎症促使气道敏感度提升，通常表现为广泛且多变的可逆性气流受限现象，并伴随反复出现的症状，如喘息、呼吸困难、胸部压迫感或咳嗽等，这些症状往往在夜间和（或）清晨加重，但大多数情况下，患者能够自行缓解或是通过治疗达到缓解效果。

老年哮喘在广义上涵盖了两类情况：一类是在60岁前发病并持续到60岁以后的情况，这被称为早发性老年哮喘；另一类则是首次发病年龄超过60岁的病例，即晚发性老年哮喘。本书所讨论的概念限定于后者，即狭义定义下的老年哮喘。虽然老年哮喘的基本发病机理与其他年龄段的哮喘相似，都是由于慢性气道非特异性炎症引起，但在病因、临床表现等方面表现出老年人独有的特点。

### 一、病因和发病机制

哮喘的确切病因及发病机制尚不完全明确。个体的过敏体质与外界环境因素是诱发该病的重要风险因素。免疫炎症反应、神经系统的作用、气道的高度敏感性及其相互作用被认为在哮喘的发展过程中扮演着关键角色。当前，被广泛认可的主要影响因素如下。

**（一）吸烟**

吸烟被视为老年人哮喘发病的关键因素之一。特别是那些长期有吸烟习惯的老年人，烟草烟雾能够损害呼吸道上皮组织，并使位于上皮之下的神经末梢暴露出来，从而增加了气道的敏感性；这种由于神经纤维外露所引发的现象进一步加剧了气道的高反应状态。

**（二）药物**

β受体阻滞剂：在老年人群中，高血压、冠心病、心律不齐以及青光眼等病症较为普遍，这导致了他们使用多种β受体阻滞剂的机会增加。由于这类药物会干扰支气管平滑肌上的β受体功能，因此可能促使该部位更容易发生收缩，进而引发哮喘症状。①

非甾体抗炎药物（NSAID）：该类药物在当前主要应用于老年人心脑血管事件的预防，以及需要长期接受止痛治疗的慢性骨关节炎患者。这类药物的作用机制是通过抑制花生四烯酸代谢途径中的环氧合酶活性来阻止前列腺素的生成，这一过程间接促进了脂氧合酶路径下代谢产物的增加，尤其是那些能够强烈诱发支气管收缩反应的白三烯大量产生，从而可能引发哮喘症状。

气雾剂：其中含有的推进剂可能对喉部产生刺激，这种刺激作用能够反射性地引发支气管收缩，从而导致哮喘发作。

抗生素及生物制品：当诸如青霉素、链霉素、疫苗、抗血清和抗毒素等含有抗原或半抗原的物质被引入人体时，它们会与特定抗体相互作用。这种结合能够激活肥大细胞或嗜碱性粒细胞，促使其释放大量组胺或慢反应物质，从而诱发哮喘症状。

**（三）胃食管反流病**

随着年龄的增长，老年人的贲门括约肌逐渐变得松弛，这种生理变化增加了胃-食管反流的可能性，进而导致微量物质误吸入呼吸道。这些化学刺激不仅能够诱发感染，还可能通过迷走神经反射机制引起支气管痉挛。

**（四）冷空气及运动**

老年群体由于细胞内水分含量较低及热量储备不足，加之肺功能随年龄增长而逐渐衰退，导致其对运动负荷的承受能力有所减弱。在这种情况下，寒冷空气的影响或不恰当的身体活动都可能成为诱发哮喘的因素。

**（五）上呼吸道感染**

随着年龄的增长，老年人的整体及局部免疫功能减弱，这使得他们更容易遭受上呼吸道感染。频繁发生的呼吸道病毒感染会损害气道的上皮细胞，进而导致气道敏感

①刘勤社，邵丽黎，朱涛，等.实用老年病临床手册[M].北京：中国中医药出版社，2015.

度增加。

### （六）神经调节机制

老年患者往往夜间迷走神经兴奋性升高，引起哮喘发作。

### （七）过敏因素

约40.2%的老年哮喘病例与季节变化或接触诸如植物、花粉及尘埃等环境因素相关。这表明过敏原仍然是导致老年人哮喘发作的关键诱因之一。

## 二、临床表现

### （一）症状

哮喘的典型临床特征包括发作时伴随哮鸣音出现的呼吸困难，以及胸闷和咳嗽。然而，在老年人中，这些症状的表现往往偏离了这一模式，表现为喘息突发性和可逆性的不明显，且更倾向于持续性地发病，其病程也较长。许多老年患者会经历长期的咳嗽、咳痰、气短、胸闷及喘息等症状，这使得该年龄段的哮喘更容易被忽视或错误诊断。国内外的研究报告指出，大约1/3的老年哮喘病例存在漏诊、误诊或是诊断延迟的情况。

### （二）体征

哮喘患者在发作期间胸部呈现过度充气状态，伴有广泛的哮鸣音及延长的呼气相。然而，在老年哮喘患者中，这些特征可能不那么明显，特别是在进行胸部听诊时哮鸣音可能不易察觉。此外，由于老年人常伴有心血管疾病或其他肺部状况，这使得哮喘体征与其他疾病的鉴别变得较为复杂。

## 三、诊断

### （一）诊断标准

患者常出现反复的呼吸困难、胸闷或咳嗽症状，这些症状通常与接触到过敏原、寒冷空气、物理或化学刺激物以及病毒性上呼吸道感染等因素有关，此外，运动也可能诱发上述症状。

在发作期间，双肺区域可以听到散在或广泛分布的哮鸣音，这些声音主要出现在呼气阶段，并且伴随着呼气时间的延长。

上述症状和体征可经治疗缓解或自行缓解。

对于那些临床表现不典型（例如缺乏显著的喘息症状或体征）的情况，至少需要满足下列一项阳性测试结果：①支气管激发试验或者运动挑战测试呈阳性。②通过支气管舒张试验后$FEV_1$增长了至少12%，并且其绝对增量达到200 mL。③日夜间PEF变化幅度≥20%。

**（二）分期**

根据临床表现分急性发作、慢性持续期和临床缓解期。

急性发作：指的是突然出现的喘息、气促、咳嗽以及胸闷等症状，或是这些症状显著加剧的情况。这种状况通常伴随着呼吸困难，并以呼出气流减少为特征。此类发作往往由接触过敏原、刺激物质或发生呼吸道感染所触发。病情的严重程度各异，恶化过程可能在几小时到几天内逐渐显现，但在某些情况下也可能在几分钟之内迅速发展至威胁生命的地步。因此，准确评估患者的具体情况对于及时提供有效的紧急治疗至关重要。

慢性持续期：指的是在每周内，患者可能会经历不同程度或频率的症状表现，如喘息、呼吸困难、胸部压迫感以及咳嗽等。

临床缓解期：指的是在接受治疗或自然恢复过程中，患者的相关症状与体征完全消失，并且肺部功能恢复至疾病急性发作前的状态，这种状态至少需要持续三个月。

## 四、治疗

针对老年群体哮喘的治疗策略与普通患者无异，主要涵盖避免接触过敏原及采取药物干预措施。

**（一）脱离变应原**

识别并隔离导致哮喘症状加剧的过敏原，是控制病情最直接有效的方法。

**（二）药物治疗**

哮喘治疗药物主要分为两大类：长期控制用药与即时缓解用药。长期控制用药旨在通过持续使用来达到抑制炎症的效果，从而保持哮喘的临床稳定状态。这类药物包括但不限于吸入型糖皮质激素（简称激素）、全身性激素、白三烯调节剂、需与吸入激素联合使用的长效$\beta_2$受体激动剂、缓释茶碱制剂、色苷酸钠、抗IgE抗体等，这些药物共同作用有助于减少对全身性激素的需求量。即时缓解用药则设计为根据患者需要临时使用，能够迅速解除支气管痉挛，减轻急性症状。此类药物主要包括速效吸入$\beta_2$受体激动剂、全身应用的激素、吸入式抗胆碱药、短效茶碱以及短期口服形式的β受体激动剂等。

在治疗老年性哮喘时，应当基于综合疗法，优先采用吸入式药物，尤其是对于患有慢性哮喘的老年人。这类吸入药物主要包括肾上腺皮质激素、β受体激动剂及胆碱能M受体拮抗剂等。这些药物可以通过粉末、喷雾或溶液的形式被患者吸入。根据给药途径的不同，可将吸入方法分为直接法与间接法两种，其中后者被认为更适合于老年群体使用。

1.避免应用加重病情的药物

禁止使用$\beta_2$受体拮抗药，如普萘洛尔等。

慎用血管紧张素转换酶抑制剂，以免加重咳嗽，误导病情判断。

慎用非甾体消炎药，如阿司匹林、布洛芬、吲哚美辛等。

2.糖皮质激素

这种药物被公认为是治疗老年哮喘的首选疗法。在开始使用之前，医生应当询问患者是否有糖尿病、高血压、冠心病、动脉硬化、骨质疏松症、阿尔茨海默病或白内障等相关病史。此外，还需进行血糖水平或葡萄糖耐量测试、血脂浓度、血钙与血磷含量以及骨密度等检查。只有在确认没有禁忌证的情况下，才能根据患者的具体情况谨慎决定是否使用，并全面评估其潜在的风险与益处。通常建议的剂量为成人标准剂量的50%～70%，并且尽可能选择作用时间较短且疗程较短的给药方案。

给药途径与剂量的选择：首选吸入式药物治疗。仅当吸入式药物无法有效控制病情，或患者为糖皮质激素依赖型哮喘时，才考虑采取全身性给药方式。吸入式疗法适用范围包括但不限于：①轻度至中度的慢性哮喘管理；②在减少静脉注射或口服糖皮质激素用量的过程中作为维持手段；③预防季节性哮喘发作；④对于同时患有糖尿病、高血压、骨质疏松等疾病且对激素存在依赖性的老年哮喘患者尤为适宜。常用的吸入剂类型包括丙酸倍氯米松、布地奈德、丙酸氟替卡松以及莫米松等，建议日均剂量范围为200～1000 μg，在症状得到有效缓解后应逐渐降低用药量。为了提高治疗效果，可通过辅助储雾罐或者干粉吸入装置来克服部分使用者操作不当的问题。

口服药物：适用于那些对吸入型糖皮质激素反应不佳或需短期加强治疗的情况。常用的口服药物包括泼尼松或泼尼松龙，初始剂量建议为20～40 mg/d，在症状有所改善后应逐步减少药量，当降至10 mg/d或以下时，可以开始同时使用吸入型激素，并最终过渡到仅依赖吸入方式给药。

静脉给药适用于以下情况：①经历中度到重度急性发作的老年哮喘患者，使用了足够剂量的支气管扩张剂但效果不佳；②即使定期口服糖皮质激素仍然无法有效控制症状，并且病情有恶化趋势的患者。静脉注射治疗推荐首选药物为琥珀酸氢化可的松，建议剂量范围是100～400 mg/d，或者选择甲泼尼龙40～80 mg，频率为每日1～3次。随着症状的好转，应逐渐减少药物剂量，并最终过渡到口服或吸入型药物进行长期管理。

3.$\beta_2$受体激动剂

沙丁胺醇作为一种短效$\beta_2$受体激动剂，在当前临床实践中被广泛使用。它具备如下特性：①能够快速实现支气管的扩张；②药效显著；③对于心血管系统的影响较小。当通过吸入方式给药时，通常在5～10 min内即可观察到效果，且该作用可以持续4～6 h。若采用口服途径，则需要15～30 min才能开始发挥效力，并能维持6～8 h的作用时间。

长效受体激动剂包括福莫特罗和沙美特罗等药物。这类药物的特点在于：①迅速扩张支气管；②能产生更显著的$\beta_2$受体激活效果；③药效持续时间较长；④具有一定的抗炎作用。这些特性使得长效受体激动剂特别适用于中度及以上程度的老年哮喘患者。给药途径多样，包括吸入、口服以及静脉注射等方式，其中以吸入给药最为理想，因为它不仅能够迅速缓解哮喘症状，而且所需剂量较小，不良反应较少，并且使用起来非常便捷。需要注意的是，在使用过程中应采取按需间歇的方式，避免长期单一依赖，以防因频繁或过量吸入而导致骨骼肌震颤、低钾血症及心律失常等不良反应的发生。此外，考虑到老年人可能因多种因素难以有效吸入$\beta_2$受体激动剂，因此推荐采用定量压缩装置的气雾剂（例如沙美特罗气雾剂）或是准纳器型干粉吸入器（如舒利迭），以提高治疗效率。

4.白三烯调节剂

包括半胱氨酰白三烯受体拮抗剂和5-脂氧化酶抑制剂。主要通过对气道平滑肌和其他细胞表面白三烯受体的拮抗，抑制肥大细胞和嗜酸性粒细胞释放半胱氨酰白三烯，产生轻度支气管舒张和减轻变应原、运动和二氧化硫诱发的支气管痉挛等作用，并有一定程度的抗炎作用。本品可减轻哮喘症状、改善肺功能、减少哮喘恶化。除吸入激素外，是唯一可单独应用的长期控制药，可作为替代小剂量吸入糖皮质激素用于轻中度老年性哮喘治疗，即使减少吸入糖皮质激素剂量也不影响哮喘病情控制，起效快，疗效与剂量相关，依从性较好。通常口服给药。白三烯受体拮抗剂扎鲁司特20 mg，每日2次；孟鲁司特10 mg，每日1次；异丁司特10 mg，每日2次。

5.抗胆碱能药物

目前临床上应用较多的吸入抗胆碱能药物，如溴化异丙托品、溴化氧托品和溴化泰乌托品等，可阻断节后迷走神经传出支，通过降低迷走神经张力而舒张支气管。其舒张支气管作用比$\beta_2$受体激动剂弱，起效也较慢，但长期应用不易产生耐药，对老年人疗效不低于年轻人，是治疗有吸烟史的老年哮喘患者及老年性哮喘合并COPD者的首选药物之一。

抗胆碱能药物有气雾剂和溶液两种剂型。直接吸入溴化异丙托品气雾剂的常用剂量为20～40 g，每日3～4次；通过雾化泵后吸入溴化异丙托品溶液雾的常用剂量为50～125 g，每日3～4次。长效抗胆碱能药物溴化泰乌托品对$M_1$和$M_3$受体有选择性抑制作用，仅需每日1次吸入给药。本品与$β_2$受体激动剂联合应用具有协同、互补作用。青光眼或前列腺肥大患者应慎用。

6. 茶碱类药物

该类药物具有舒张支气管平滑肌、增强心脏功能、促进尿液排泄、扩张冠状动脉以及刺激呼吸中枢和呼吸肌肉的作用。对于那些长期接受缓释型茶碱治疗的患者而言，除非其血清中的茶碱水平较低或能够定期监测血清茶碱浓度，否则不建议使用短效茶碱制剂。当老年人体内茶碱浓度维持在7～10 mg/L时，可以观察到肺部功能有较为显著的好转，且不良反应较少；然而，如果这一数值超过20 mg/L，则可能会引发毒性反应。

在治疗过程中，常采用口服茶碱缓释制剂，例如多索茶碱，其药效可持续12 h。对于老年患者而言，推荐的日剂量范围为0.3～0.6 g。若通过静脉给药，通常剂量为0.4～0.5 mg/（kg•h）。

7. 其他治疗哮喘药物

抗组胺药物：这类药物广泛应用于老年性哮喘的治疗中，特别是那些具有较低嗜睡反应的第二代抗过敏药，比如西替利嗪、酮替芬及特非那定等。这些药物能够发挥抗组胺作用，并能抑制肥大细胞与嗜酸性粒细胞释放炎症介质，同时还能扩张支气管平滑肌。此外，它们还具有一定的镇静效果，对于没有$CO_2$潴留问题的老年哮喘患者来说，在缓解急性发作时非常有益。值得注意的是，阿司咪唑和特非那丁可能会导致严重的心血管不良反应，因此在使用时需要格外小心。

此外，还有一些口服抗过敏药物，例如曲尼司特和瑞吡司特等，适用于治疗轻度至中度的哮喘症状。这类药物最常见的不良反应是患者感到困倦。

## 第五节 肺结核

尽管全球范围内针对肺结核的防控措施取得了一定进展，但该疾病依然是导致人们患病及早逝的关键因素之一。

近年来，老年人群中肺结核发病率上升的现象引起了广泛关注。其背后的原因主要包括以下几个方面：首先，随着抗结核药物的合理使用及卡介苗接种等有效干预措施的应用，儿童和青少年期的肺结核得到了较好的控制，从而使得老年群体中的病例比例相对更加突出；其次，全球范围内人口老龄化趋势加剧，在这种背景下即使肺结核的整体感染率保持不变，老年人口绝对数量的增长也会导致该年龄段内患者人数的增加；再次，针对老年人健康维护的相关政策与措施尚不够完善，这在一定程度上限制了对这一特殊人群肺结核的有效防控；最后，老年人由于自身生理特点如免疫力下降、长期饮酒过度导致的慢性酒精中毒、营养状况不佳、更年期带来的全身性变化以及患有各种慢性疾病等因素的影响，使其更容易成为肺结核的易感对象。

## 一、发病机制

肺结核在老年人群体中主要表现为内源性复发，这通常源于幼年或青少年时期的初次感染。当时可能并未表现出明显的症状，因此很难追溯到确切的病史；或者患者虽曾接受过抗结核药物治疗，但未达到彻底治愈的效果，导致病情长期存在。随着年龄增长，人体免疫系统的功能逐渐减弱，再加上其他伴随疾病的影响，使得体内原有的或曾经静止的病灶重新活跃起来，甚至出现快速进展的情况。此外，由于老年人免疫力较低且常伴有多种并发症，再次从外界获得感染的风险也随之增加。值得注意的是，家庭经济状况不佳、未能及时就医以及医疗资源和防控措施的不足，也是造成老年人群中肺结核发病率上升的重要因素之一。

## 二、临床表现

### （一）结核病分型

当前，我国对于结核病的分类包括五种主要类型：原发性肺结核、血行播散型肺结核、继发性肺结核病、结核性胸膜炎、其他肺外结核。

### （二）老年人肺结核临床特点

男性多，男性患者为女性患者的4～8倍。不同报道的结果不一。

老年人重症结核如血行播散型肺结核较年轻人多。

老年群体中肺结核的发病往往较为隐蔽，患者较少出现典型的午后发热及夜间出汗症状。相反地，更多表现为持续性的咳嗽、咳痰，以及胸闷和呼吸困难等症状。此外，部分患者还可能出现心跳加速、体力下降、食欲减退、体重减轻乃至水肿等非特异性症状。由于老年人常伴有其他慢性呼吸道疾病或其他健康问题，使得肺结核容易被忽视或误诊。

老年人肺结核肺部病变广泛，合并空洞形成率高，下叶结核多见。

老年人结核痰菌阳性率高。

老年人肺结核复发率高。

老年群体在肺结核治疗过程中表现出较低的依从性，这导致其治疗效果通常不如年轻患者理想。此外，相较于年轻患者，老年人经历药物不良反应的风险更高。

## 三、诊断及鉴别诊断

### （一）症状和体征

老年群体中肺结核的临床表现缺乏特异性，患者可能会有低热、夜间出汗、体重减轻以及体力下降等症状，然而这些症状往往未得到足够的重视。直到出现高热、胸腔内液体积聚、咯血等严重并发症，或是糖尿病、慢性心血管或呼吸系统疾病、恶性肿瘤等合并症时，才会前往医院寻求帮助。在采集老年人病史时也存在一定难度，通常需要家属协助回忆以补充相关信息。

### （二）辅助检查

肺部影像学评估：在老年群体中，肺结核的影像特征呈现多样性，可以观察到诸如浸润性病变、结核球、空洞形成、干酪样肺炎以及纤维化空洞和胸膜炎症等多种形态。长期患病者可能会由于纤维条索或纤维空洞的发展而出现“毁损肺”的情况。在进行诊断时，需将这些影像学发现与包括肺炎、恶性肿瘤及支气管扩张在内的其他疾病相鉴别。尽管传统的胸部X线检查具有一定的局限性，但对于老年人而言，建议采用CT来更好地识别潜在的肿瘤及其他相关病症。

痰液细菌学检测（涵盖痰涂片分析与培养）：细菌学检测是诊断传染性肺结核的关键依据，特别是对于那些表现出咳痰或咯血症状的患者而言，建议多次进行此类检查。

结核菌素测试（PPD测试）：对于老年人而言，一般阳性结果的指示意义有限。值得注意的是，即便该测试呈现阴性结果，也不能完全排除肺结核的可能性，特别是血行播散型肺结核。

纤维支气管镜检查能够提供气管及主要支气管内部情况的直观视图，对于出现咯血症状且无相关禁忌证的患者来说，可以考虑实施此检查。

### （三）鉴别诊断

老年群体中常见的心肺合并病包括慢性支气管炎、肺气肿、肺源性心脏病、高血压及冠状动脉疾病等。由于这类人群更易并发细菌或真菌感染，使得其健康状况变得更加复杂，因此在临床诊断时需要加以区分。

糖尿病在老年群体中较为普遍，此类患者容易并发结核病，因此需要特别注意。对于患有硅沉着病的个体来说，由于吸入的矽尘会损害吞噬细胞的功能，并干扰外周血细胞生成淋巴因子的过程，从而导致免疫系统功能减弱，所以这类人群也更加容易患上肺结核。

尤其需要注意与肺部肿瘤进行鉴别诊断。肺癌在老年群体中较为常见，而肺结核则被认为是增加肺癌风险的一个因素。对于有长期吸烟史、胸痛、咯血、伴有血液成分的胸腔积液以及肺组织塌陷的老年肺结核患者，临床医生应当保持高度警觉，并及时采取痰液细胞学检查、胸水细胞分析及支气管镜检等措施以明确诊断。

## 四、治疗

### （一）治疗原则

鉴于老年群体的特性，治疗方案为通过简化治疗流程来降低药物不良反应的发生率。对于那些病灶较小、症状轻微、身体状况较差、营养水平较低以及患有多种慢性疾病的老年人，应当优先选用安全性高且疗效确切的药物，以此增强患者的治疗依从性，并进一步提升治疗成功率、康复率及老年患者的整体生活质量。

### （二）化疗原则

为了确保治疗的安全性和有效性，应根据老年患者的具体情况如年龄、身体状况以及心、肺、肝、肾等器官的功能状态来调整药物的使用。在治疗过程中，应当遵循“早期干预、规律服药、全程管理、联合用药、剂量适宜”的原则。

基于患者的用药史及药物敏感性测试的结果，要精心挑选有效的抗菌药物来构建化疗方案。

药物剂量应偏小，切忌偏大剂量用药。

应尽量避免采用那些不良反应明显且疗效欠佳的药物，例如对氨基水杨酸与氨基糖苷类药物等。对于身体状况较好、能够较好地耐受治疗方案的患者来说，可以考虑按照标准流程使用一线、二线乃至三线的联合化疗方案。

老年人肝、肾功能较差，可用利福喷汀代替利福平。

对于出现耐药情况的患者，可以考虑采用具有抗结核杆菌活性的抗生素作为替代治疗方案，比如氧氟沙星或左氧氟沙星。针对那些多年前曾接受过抗结核治疗的老年肺结核患者，在进行复治时依然推荐使用标准初治短程化疗方案。

采用营养支持疗法，并根据具体情况使用免疫调节剂，比如胸腺肽、卡提素及乌体林斯（灭活的草分枝杆菌）等，以此来优化细胞免疫状态，从而提升化疗效果。

在标准治疗过程中，若出现并发症如肺部感染等情况时，建议采用第三代头孢菌素类抗生素作为首选治疗方案。对于因抗结核药物导致的肝脏损伤或患者本身存在肝功能障碍的情况，应当适当减少药物剂量，并辅以保肝治疗措施。

加强监督，落实治疗和及时发现药物不良反应。

## 五、预后

老年肺结核患者的病程通常较为漫长，并且往往伴有多种基础性疾病，加之其免疫功能较弱，由于治疗过程中可能出现显著的药物不良反应，这些因素共同导致了部分老年人在治疗后未能达到理想的恢复状态，甚至有病情加重乃至死亡的情况发生。

## 第六节 老年间质性肺病

间质性肺病（interstitial lung diseas，ILD）发病原因复杂，诊治相对困难，常被误诊为肺炎、肺结核或支气管炎等。疾病进一步发展为肺纤维化、蜂窝肺等，可导致呼吸衰竭及死亡。老年人患病率及发病率增加。重视老年间质性肺病，减少漏诊、误诊发生，对改善间质性肺病患者的生活质量有重要意义。

### 一、概述

间质性肺病是一组主要累及肺间质、肺泡和（或）细支气管的肺部弥漫性疾病。该疾病不仅累及肺间质，也累及肺泡上皮细胞、毛细血管内皮细胞和间胚叶细胞及其周围组织，实际上是以肺泡单位炎症和间质纤维化为基本病变的弥漫性肺实质疾病（diffuse parenchymal lung disease，DPLD）。

ILD/DPLD不是一种独立疾病，它包括200多个病种，共同特征为：①临床有渐进性劳力性气促和低氧血症。②呼吸病理生理学有限制性通气功能障碍，伴有弥散功能降低；肺功能进行性恶化，导致呼吸衰竭。③影像学表现双肺弥漫性病变。④多数类型病程长，最终发展为肺纤维化或蜂窝肺。⑤大部分疾病的病因至今仍不清楚。

老年肺部顺应性、弥散功能、气流速度等一些肺功能参数发生退化，肺部感染机会增加等，导致老年人患病风险增加。临床以特发性肺间质纤维化和药物性间质性肺炎多发。流行病学数据表明，间质性肺病患病率随年龄增加而增加。有研究报道，特发性肺纤维化总患病率为（6～14.6）/10万，近2/3患者年龄大于60岁。

导致肺纤维化的机制迄今尚未完全阐明，但间质性肺病患者的末梢气道、肺小血管、肺泡或肺间质存在不同程度炎症反应，反复炎症损伤和炎症修复过程导致肺纤维化形成。实验证据表明，肺纤维化可源自氧化损伤启动的系列变化，但尚不清楚哪些是始动因素，哪些是继发的改变。

肺纤维化发病过程中炎症细胞、免疫细胞、肺泡上皮细胞和成纤维细胞及其分泌的细胞因子起非常重要的作用。中性粒细胞分泌胶原酶、氧自由基和弹性蛋白酶；活化巨噬细胞释放中性粒细胞趋化因子、肺泡巨噬细胞源性生长因子、IL-8及IL-1等；活化的T淋巴细胞分泌巨噬细胞移动抑制因子、IL-2及单核细胞趋化因子；肺泡上皮细胞发生损伤后可以分泌转化生长因子β（TGF-β）、肿瘤坏死因子α（TNF-α）以及IL-8等等。这些炎症介质或细胞因子均参与肺组织损伤与修复过程。有学者指出，Th1/Th2细胞因子失衡是肺间质纤维化形成的重要机制，该细胞因子在炎症进展、组织重建和纤维化的各个阶段有不同的作用。

肺纤维化过程可按照损伤、炎症到纤维化序贯发生，也可通过成纤维细胞亚型变化造成微环境变化，导致细胞损伤和炎症反应。不管哪种途径，一旦启动损伤过程，损伤、炎症和纤维化常常并存，很难鉴别其诱发因素。

## 二、特发性肺纤维化

特发性肺纤维化（idiopathic pulmonary fibrosis，IPF）是原因不明、以弥漫性肺泡炎和肺泡结构紊乱，最终导致肺间质纤维化为特征的一组特定疾病。主要发生在老年人群中，病变局限于肺部，组织病理学和（或）影像学表现符合寻常型间质性肺炎（UIP）改变，目前认为与慢性炎症过程有关。

### （一）临床特点

发病年龄多在50岁以上，男性多于女性。

起病较隐匿，主要表现为劳力性呼吸困难、干咳。老年患者发病比老年前期者更加隐匿，常误诊为慢性支气管炎及心功能不全。

无肺外器官受累，但可出现全身非特异症状，如疲倦、关节痛及体重下降等。晚期出现发绀，偶可发生肺动脉高压、肺心病和右心功能不全等。

体征：双侧肺下部可闻及吸气相Velcro啰音（吸气性爆裂音），杵状指（趾）。

辅助检查：常缺乏特异性。但有低氧血症、肺通气功能障碍、胸部影像间质性肺疾病改变等。重要的确诊方法是经各种途径的肺组织活检病理检查。

病程进行性加重，预后差。诊断后平均生存期2～6年。死亡原因是呼吸衰竭及并发症。

### （二）诊断及鉴别诊断

1.诊断标准

2011年ATS指南诊断IPF标准如下。

除已知原因外，如家庭或职业环境接触史、结缔组织疾病和药物毒性作用。

没有活检资料的患者，其高分辨率CT（HRCT）显示肺部征象出现UIP型。

有肺活检资料患者，其HRCT的表现和特定联合外科肺活检的病理都有可诊断、可能诊断、不符诊断的几种情况，需要多学科共同讨论。

2.鉴别诊断

特发性肺纤维化需除外已知原因的DILD，但临床鉴别很困难，除需参考病史、病程进展、激素治疗疗效外，还要结合肺组织病理诊断。临床更需重视与以下常见肺疾病鉴别。

慢性吸入性肺炎：病史多有误吸危险因素，如脑血管病变、胃食管反流性疾病或长期用油性滴鼻药者；病变位置多在下肺，影像学检查表现为支气管肺炎或支气管周围炎。肺功能少有弥散功能障碍。

结缔组织病：老年人群发病率增加。如类风湿关节炎、干燥综合征、进行性系统性硬化症、多发性肌炎/皮肌炎等。患者多有相应全身症状如眼干、口干、发热、关节肿胀疼痛、雷诺现象等。相应血清相关抗体检测、皮肤或肌肉组织活检等也有助于结缔组织病诊断。对结缔组织病患者要注意询问用药史、排除药物性肺间质病变。

慢性过敏性肺炎：是免疫介导性肺病，反复急性发作或持续暴露于抗原中可形成慢性过敏性肺炎，较难与IPF相鉴别。有机粉尘接触史、急性发作时症状和体征（如发热、寒战、干咳、呼吸困难、皮疹等）、血清特异性抗体的检测、HRCT以及肺功能检查有助于鉴别。肺功能可表现混合性通气功能障碍；影像很少出现肺气肿和蜂窝样改变；支气管肺泡灌洗液中淋巴细胞增多为主，多数$CD4^+/CD8^+<1$，对鉴别诊断非常有帮助。对于不典型慢性过敏性肺泡炎仍需行外科肺活检鉴别。

癌性淋巴管炎：较常见于肺癌、乳腺癌、胰腺癌、前列腺肿瘤、淋巴瘤、白血病等的肺内转移。临床表现可有呼吸困难；影像学检查呈条索状密度增高影，局部肺野内有异常增多网状，不出现蜂窝样改变，50%的患者合并胸腔积液。

**（三）治疗**

*1.治疗*

本病目前尚无确实、有效的治疗方法。2011年ATS特发性肺间质纤维化指南报道了诸如吡非尼酮、干扰素等治疗方法的临床效果，推荐大部分IPF合并无症状胃食管反流患者应该进行治疗。也有学者认为，现有治疗措施对IPF患者肺功能及生存期的改善作用有限或无作用，且大多存在严重不良反应。

（1）药物治疗

迄今无满意的治疗药物。临床常用抗炎药物、抗氧化剂、抗纤维化制剂、抗蛋白酶抗凝剂、细胞因子拮抗剂等，包括糖皮质激素、硫唑嘌呤、环磷酰胺、环孢素A、阿奇霉素、秋水仙碱、干扰素以及蛋白酶抗体3、乙酰半胱氨酸等。药物单独或联合应用，使用剂量和疗程应视患者具体情况制定。

糖皮质激素：是治疗IPF的传统药物，应用较多的是泼尼松。2011年ATS指南强烈反对糖皮质激素单独使用，但在急性加重期时，大多数患者可使用糖皮质激素治疗。如确实需要单独使用糖皮质激素治疗，建议用法：泼尼松或其他等效剂量糖皮质激素，每日0.5 mg/kg（理想体重）口服4周，然后每日0.25 mg/kg，口服8周；继之减量至0.125 mg/kg每日1次，或0.25 mg/kg隔日1次口服。

激素联合免疫抑制剂或者单独使用免疫抑制剂：临床试验表明，治疗患者与未经治疗患者相比，生活质量和生存期限无明显差异。2011年ATS指南强烈反对使用环孢素或干扰素γ-1b，或糖皮质激素联合免疫抑制剂或单独使用免疫抑制剂治疗IPF，认为少数患者可能部分获益，而大多数患者不能获益。常用免疫抑制剂：①环磷酰胺：每日2 mg/kg，开始剂量可为每日25 ~ 50 mg口服，每7 ~ 14 d增加25 mg，直至最大量每日150 mg。②硫唑嘌呤：每日2 ~ 3 mg/kg，开始剂量为每日25 ~ 50 mg，口服，每7 ~ 14 d增加25 mg，直至最大量每日150 mg。

免疫调节剂：干扰素γ-1b200 mg，每周3次，治疗12个月，对轻、中度肺功能损害者疗效较重度肺功能损害者为佳。目前尚无IFN-β用于IPF患者的临床研究。

细胞因子拮抗剂：TNF-α、TNF-β、ICAM-1、血小板源生长因子、胰岛素样生长因子、IL-1和IL-8等多种细胞因子，参与和促使肺纤维化形成。这类研究仅处于实验研究阶段。

抗纤维化药物：①秋水仙碱，虽然长期应用秋水仙碱，口服，每日0.6 mg，表现出良好耐受性，除轻度腹泻外，几乎没有其他不良反应。但是秋水仙碱对IPF疗效仍不确切。②吡非尼酮，研究显示，可以延缓肺纤维化进程，稳定病情，提高患者的生存率。2011年ATS指南不建议大部分患者使用吡非尼酮，但对少部分患者可能有效。③红霉素，研究认为，红霉素有抗炎和免疫调节功能，主张小剂量（每日0.25 g）长期口服，但目前尚无高质量证据证明其有效。

抗氧化剂：包括N-乙酰半胱氨酸、锌、维生素、超氧化物歧化酶等。研究较多的N-乙酰半胱氨酸可作为IPF辅助治疗手段，减慢肺功能恶化进程，2008年ATS指南在证据强度较弱情况下推荐使用N-乙酰半胱氨酸 + 硫唑嘌呤 + 泼尼松治疗。N-乙酰半胱氨酸用法：大剂量（每日1.8 g）口服。ATS指南不推荐大多数患者单独使用N-乙酰半胱氨酸治疗，少数患者单独使用可能有所获益。

抗凝药物：一项非双盲实验结果显示泼尼松 + 抗凝剂组比单一使用泼尼松组患者生存期提高3年，但药物存在不良反应，使用期间应定期评价疗效及不良反应。ATS指南不推荐大多数人单独使用抗凝剂治疗IPF。

其他药物：ATS指南强烈反对使用内皮素受体拮抗药波生坦及TNF-α拮抗剂依那西普用来治疗IPF。

（2）非药物治疗

长期家庭氧疗：对IPF治疗效果甚微，但可显著缓解呼吸困难症状和提高低氧血症患者生活质量，可能延长患者的生存期。2011年ATS指南强烈推荐IPF患者进行长期的家庭氧疗。

肺移植：是部分患者的选择。一般行单侧肺移植术。肺移植适用于年轻、合并疾病较少、预期寿命长、病变进展迅速、纤维化严重、对药物反应不佳、氧饱和度下降、静息低氧血症或肺活量持续下降的患者。一般情况下，患者在找到合适供体前已死亡。

其他非药物治疗：2011年ATS指南推荐大部分IPF患者应进行合适的肺康复治疗。少数出现呼吸衰竭的IPF患者选择机械通气治疗可能合理，但大部分IPF患者不能从中获益；对大部分出现肺动脉高压IPF患者针对肺动脉高压治疗无益。

2. 对IPF患者的建议

患者戒烟非常重要。

平时坚持运动可以维持体力和肺功能。选择适合自己的运动方式，不宜太剧烈，以中等强度运动为佳。

参加肺康复和呼吸训练。

呼吸困难严重时可以少吃多餐，减轻胃对肺部的挤压。

严格遵医嘱，如果治疗过程中出现异常情况立即与医师联系，以防止病情恶化。

## 三、药物性肺间质纤维化

药物性肺间质纤维化是一种药源性疾病。目前统计表明，能引起肺间质纤维化的药物已达近百种，主要有抗肿瘤药物、免疫抑制剂、降压药物、抗心律失常药物等。药物性肺间质纤维化的发病机制非常复杂，目前尚不完全清楚，可能与药物细胞毒作用和机体对药物超敏反应有关。

老年人多种慢性疾病常需多种药物联合进行治疗。据统计，老年人平均使用2～6种处方药物，且用药疗程长，可达5～10年。长期使用多种药物导致药物不良反应增加，老年人药物性肺间质纤维化并不少见，须引起重视和警惕。

### （一）临床表现

1. 发病时间

差异很大，与药物种类剂量以及个体差异有关。分为急性型和慢性型。

一般抗生素类药物或噻嗪类利尿剂导致药物性肺间质纤维化发病较快，常在数日或数周内发病；博来霉素多在用药后4～12周发病；甲氨蝶呤多在用药19 d后发病；白消安约1年后发病。

2. 急性型

临床表现为发热、咳嗽、呼吸困难，可伴有皮疹和乏力。

3. 慢性型

起病隐匿，表现为进行性呼吸困难、干咳，病情进展缓慢。体格检查有发绀，双肺可闻及Velcro啰音。目前尚无杵状指（趾）报道。

**（二）辅助检查**

同特发性肺纤维化的辅助检查。

**（三）诊断**

诊断较困难。主要依靠详细询问患者用药史，结合临床表现与辅助检查，排除引起肺间质纤维化的其他疾病。早期病例停用可疑药物后，病变好转甚至消失有助于本病的诊断。

**（四）治疗及预后**

1.治疗

早期发现可疑药物是关键，立即停药。早期部分病例停药可能自愈。晚期病例肺间质纤维化时，停药亦不能逆转。

急性型或确定有过敏者，应首选糖皮质激素治疗，持续1~3个月；对于临床症状较重的慢性型，特别是细胞毒性反应引起或肺内纤维化病变明显时，激素治疗可以稍长。

重度症状患者用甲泼尼龙每日100 mg或氢化可的松每日500 mg，连用数日冲击治疗后，减量改为口服泼尼松龙维持治疗。还应正确给氧，对症处理。中度症状患者用泼尼松龙每日40~60 mg，轻症者用泼尼松龙每日30 mg。症状缓解后逐渐减量，总疗程一般不少于1年。临床老年人应用激素应谨慎。

2.预后

与炎症反应类型有关，慢性型预后较差。早发现、早诊断、早停药并治疗是决定预后的重要因素。

# 第四章 老年心血管系统疾病

## 第一节 高血压

高血压是老年人最常见的疾病之一，世界卫生组织报告70岁以上的老年人中50%患有高血压。我国20世纪50年代以后的统计资料表明，高血压始终是老年患者首要的死因。

关于高血压的诊断标准，目前，世界卫生组织所制定的同时也为我国所采纳的高血压诊断标准是：收缩压≥140 mmHg，舒张压≥90 mmHg。此外，按主要器官有无功能性或器质性改变或伴并发症进行三级分期。美国高血压诊查、评估和治疗联合委员会还提出：可按舒张压程度分为轻度（90 ~ 104 mmHg）、中度（105 ~ 114 mmHg）、重度（≥115 mmHg）三级，以此作为临床研究的依据。老年人高血压还可分为经典型高血压（即收缩压与舒张压均升高）、单纯舒张压升高、单纯收缩压升高3种。

高血压在老年人群中相当普遍，过去曾认为它是老年人自然老化过程的表现，现在则认识到它的严重性和危害性，证明它既不是生理活动的自然发展，也不是机体老化的自然现象。采取相应的控制措施，能降低老年高血压的患病率和病死率。

### 一、病因和发病机制

#### （一）病因

老年人高血压病因与年轻人高血压病因并无太大差别，其发病因素主要有以下几点。

1. 家族倾向

调查发现半数高血压患者有家族史，提示本病有遗传因素存在。

2. 职业和环境

长期高度精神紧张而体力活动又较少的职业，可使交感神经肾上腺素能系统活动增高，从而使血压升高。

3. 肥胖

有人调查肥胖者高血压的患病率是体重正常者的2 ~ 6倍。肥胖之所以能导致血压升高，可能与肥胖者交感神经肾上腺素能系统的活动性增强和血容量增加有关。

4. 食盐

每日食盐量7 g以上者患病率高，体内钠盐过多可增加血容量，提高交感神经活性，从而使血压升高。

5.饮酒

研究发现过度饮酒者高血压患病率升高，其机制可能与血中儿茶酚胺浓度升高有关。

6.其他

吸烟的人群中，本病患病率较高。血脂增高和尿酸增高者亦较多。水中微量元素铬或饮用软水可能促使血压升高。

**（二）发病机制**

老年人高血压的发病原理与年轻人高血压不同。老年人高血压的主要原因是外周血管阻力的增加，而血容量增加者不多见。外周血管阻力增加的原因主要有：动脉粥样硬化；动脉血管对交感神经系统收缩血管的反应性增强；老年人血浆中儿茶酚胺的浓度增加使动脉血管收缩等。因此，老年人高血压多以收缩压升高为主，舒张压往往不高或偏低。这种单纯的收缩压增高与老年人动脉顺应性降低所致的大小动脉血管扩张度减退有关。此外，周围血管阻力的增高可加重心脏的后负荷，因而逐渐发生心肌向心性肥大，使心肌需氧更多，从而导致冠状动脉供氧不足，引发心绞痛。长期血压升高也可造成脑、肾等重要器官的损害。

## 二、诊断

**（一）病史**

应了解有无明显的家族史，注意发病年龄（40岁以后发病率明显增多，尤其是收缩压增高明显），饮食量及盐和脂类摄入量，是否从事注意力高度集中的职业，是否长期处于对视觉、听觉形成慢性刺激的环境，有无长期精神紧张、忧郁和心理应激的情况，有无烟酒嗜好，是否超重等。

**（二）临床表现**

高血压临床上有原发性与继发性之分。继发性常见于肾性高血压、嗜铬细胞瘤等，多有原发疾病表现，老年人少见。原发性高血压即高血压病，约占高血压的90%。其病程进展缓慢，早期症状较少，有的在查体时发现血压增高。也可有头晕、头痛、头胀、颈部发紧、面色红、耳鸣口苦、失眠、注意力不集中、容易疲倦、脚步轻飘等。在血压增高的基础上，由于全身细小动脉一时性强烈痉挛，血压急剧增高，可出现剧烈头痛、头晕、恶心、呕吐、心悸、出汗、视物模糊等，即高血压危象。部分老年人因脑血管严重而持久痉挛，脑血循环急性障碍，血压突然升高，并伴有剧烈头痛、呕吐、烦躁、抽搐、昏迷、视盘水肿等，即高血压脑病。长期高血压还可造成心、脑、肾等重要器官的损害，如长期高血压使心脏后负荷加重，心肌代偿性肥厚，成为高血压心脏病；脑部损害可发生脑卒中；长期高血压也可引起肾小动脉硬化，出现肾功能不良，肾损害早期可表现有蛋白尿，晚期可出现肾衰竭。高血压患者眼底可见视网膜动脉痉挛、变细，动脉和静脉交叉压迹，渗出、出血或有视盘水肿。

高血压可分为三期。

Ⅰ期高血压：血压达到确诊高血压水平，临床无心、脑、肾并发症者。

Ⅱ期高血压：血压达到确诊高血压水平，并有下列一项者：X线、心电图或超声检查见有左心室肥大；眼底检查见有眼底动脉普遍和局部变窄；蛋白尿或（和）血浆肌酐浓度轻度升高。

Ⅲ期高血压：血压达到确诊高血压水平，并有下列一项者：脑出血或高血压脑病；左心衰竭；肾衰竭；眼底出血或渗出，视盘水肿或有或无。

临床分期有助于高血压的治疗和预后判断。

**（三）实验室及其他检查**

1.尿常规检查

尿常规检查可阴性或有少量蛋白和红细胞，急进型高血压患者尿中常有大量蛋白、红细胞和管型，肾功能减退时尿比重降低，尿浓缩和稀释功能减退，血中肌酐和尿素氮增高。

2.X线检查

X线检查轻者主动脉迂曲延长或扩张，并发高血压性心脏病时，左心室增大，心脏呈靴形样改变。

3.超声波检查

心脏受累时，二维超声显示早期左室壁搏动增强，第Ⅱ期高血压多见室间隔肥厚，继之左心室后壁肥厚；左心房轻度扩大；超声多普勒于二尖瓣上可测出舒张期血流速度减慢，舒张末期速度增快。

4.心电图和心向量图检查

心电图和心向量图检查心脏受累的患者又可见左心室增厚或兼有劳损，P波可增宽或有切凹，P环振幅增大，特别是终末向后电力更为明显。偶有心房颤动或其他心律失常。

5.血浆肾素活性和血管紧张素Ⅱ浓度测定

血浆肾素活性和血管紧张素Ⅱ浓度测定二者可增高，正常或降低。

6.血浆心钠素浓度测定

血浆心钠素浓度测定心钠素浓度降低。

目前，我国采用国际上统一的标准，收缩压≥140 mmHg和（或）舒张压≥90 mmHg即诊断为高血压。

以上诊断标准适用于男女两性任何年龄的成人，对于儿童，目前尚无公认的高血压诊断标准，但通常低于成人高血压诊断的水平。

上述高血压的诊断必须以非药物状态下二次或二次以上非同日多次重复血压测定所得的平均值为依据，偶然测得一次血压增高不能诊断为高血压，必须重复和进一步观察。

## 三、治疗

### （一）治疗原则

1. 高血压病治疗目的

可明确归纳为以下四点：①降低并稳定维持血压至正常范围。②控制症状，改善和提高患者的生活质量。③防止靶器官损害，延缓和逆转高血压所致的靶器官重构和其他病理生理改变，减少和防治并发症。④延长患者的生命，降低病死率，提高生存率。

2. 老年人高血压的治疗特点

降压对防治心、脑、肾并发症较中年人更重要。老年人收缩压升高较舒张压升高更危险。老年人舒张压升高较中年人舒张压升高易控制。

在降压治疗中应贯彻整体治疗的原则，采用药物与非药物治疗相结合的方法，循序渐进，平稳降压。若非高血压急症，一般无须急剧降压。应坚持长期规律的降压治疗，提高服药的依从性。

至于血压降至何种水平为佳，据高血压的最佳治疗研究（HOTS）试验的结果，应将收缩压与舒张压分别控制在135 mmHg与85 mmHg以下。但一般认为，“降低至患者能够耐受而无不良反应的程度即为合适水平”。《中国高血压防治指南》强调，青、中年和糖尿病患者血压控制标准为收缩压 < 130 mmHg，舒张压 < 85 mmHg，老年人至少降压至正常高值为妥（140/90 mmHg）。

### （二）治疗方案

1. 非药物治疗

非药物治疗又称“改变生活方式”的治疗，是防治高血压及心血管疾病有效、安全的措施，对于轻度和早期高血压患者有肯定的疗效，所有患者均需采用。其目的在于：①降低血压；②减少降压药物的用量；③预防高血压的并发症。

2. 药物治疗

主要用于非药物治疗仍不能控制血压的原发性高血压，对于中、重度高血压患者应给予药物治疗。目前，常用的一线药物有六大类：利尿剂、β受体阻滞剂、钙通道阻滞剂、ACEI、血管紧张素Ⅱ受体阻滞剂和$\alpha_1$受体阻滞剂。

（1）利尿剂

利尿剂使细胞外液容量减低、心排血量降低，并通过利钠作用使血压下降。降压作用缓和，服药2～3周作用达高峰，适用于轻、中度高血压，尤其适宜于老年人收缩期高血压及心力衰竭伴高血压的治疗。可单独用，更适宜与其他类降压药合用。

剂量和用法：①氢氯噻嗪25 mg，每日1～2次；②环戊噻嗪0.25 mg，每日2次；③呋塞米20 mg，隔日1次；④螺内酯20 mg，每日2～3次；⑤氨苯蝶啶100 mg，每日2～3次。以上均为口服。

主要不良反应：可出现低血钾、低血氯性碱中毒、血糖和血尿酸增高，螺内酯和氨苯蝶啶合用则可引起高钾血症。

（2）β受体阻滞剂

β受体阻滞剂的降压机制是通过阻滞β受体而降低心排血量，外周循环发生适应性改变，血管阻力下降。此外，可抑制肾素分泌。适用于高肾素型高血压，或伴有高排血量、心动过速及心绞痛的患者。通常与利尿剂和扩血管药联用。不良反应有心动过缓、高脂血症、支气管痉挛、低血糖等。盐酸普萘洛尔（心得安）易通过血脑屏障，发生失眠、抑郁等不良反应。

（3）钙通道阻滞剂（CCB）

CCB由一组不同类型化学结构的药物所组成，其共同特点是阻滞钙离子L型通道，抑制血管平滑肌及心肌钙离子内流，从而使血管平滑肌松弛，心肌收缩降低，使血压下降。CCB为轻、中度高血压一线药，尤其适用于老年性高血压、收缩期高血压及伴有心、脑、肾血管并发症的患者。

硝苯地平：每次5～10 mg，每日3次，口服，可增至每次20 mg。

尼群地平：每次5 mg，每日2～3次，口服，最大剂量每日40 mg。

尼莫地平：每次20～40 mg，口服，每日3次，最大剂量每日240 mg。

硫氮䓬酮：每次30 mg，口服，每日3次，必要时可增至每日180 mg，最大剂量为每日270 mg。

氨氯地平（络活喜）：每日1次，方便有效。

尼卡地平：为新型钙拮抗剂。适用于各类型高血压，尤其适用于高龄高血压急症或（和）伴有脑血管障碍及冠心病患者。本品20 mg，压碎成粉，舌下含化。

（4）ACEI

ACEI是近年来进展最为迅速的一类药物。降压作用是通过抑制ACE使血管紧张素Ⅱ生成减少，同时抑制激肽酶使缓激肽降解减少，两者均有利于血管扩张，使血压降低。ACEI对各种程度高血压均有一定降压作用，对伴有心力衰竭、左室肥大、心肌梗死后、糖耐量减低或糖尿病肾病蛋白尿等合并症的患者尤为适宜。高血钾者、妊娠、肾动脉狭窄患者禁用。最常见的不良反应是干咳，可发生于10%～20%患者中，停用后即可消失。引起干咳的原因可能与体内缓激肽增多有关。

卡托普利：对各型高血压具有显著降压作用，但也有报道，对轻、中度高血压单独使用本品疗效并不理想，只有在联用利尿剂后其疗效才可以提高。从小剂量开始，25 mg，每日2～3次，达合适剂量100 mg，每日2次维持。重度高血压可同时使用卡托普利与硝苯地平。

雷米普利：系新型的第二代血管紧张素转换酶抑制剂，治疗高血压的最低有效日剂量为5 mg，单独应用的有效率约70%。

（5）血管紧张素Ⅱ受体阻滞剂

通过对血管紧张素Ⅱ受体的阻滞，可较ACEI更充分有效地阻断血管紧张素对血管收缩、水钠潴留及细胞增生等不利作用。适应证与ACEI相同，但不引起咳嗽反应为其特点。血管紧张素Ⅱ受体阻滞剂降压作用平稳，可与大多数降压药物合用（包括ACEI）。

氯沙坦：25～100 mg，每日1次。

缬沙坦：80 mg，每日1次。

伊贝沙坦：150 mg，每日1次。

（6）$\alpha_1$受体阻滞剂

哌唑嗪：本品为肾上腺素$\alpha_1$受体阻断药，能松弛血管平滑肌，使血压降低，临床主要用于轻、中度高血压，其降压作用比噻嗪类利尿药强。国内曾报道105例高血压患者，用本品治疗后，有效率为65.7%。对伴有心室内传导阻滞、阻塞性支气管痉挛性疾病、糖尿病、痛风或高脂血症的高血压患者，也可应用本品。常用维持量为每日3～20 mg，分2～3次服用。为避免发生首剂综合征（如眩晕、头痛、心悸、出汗、无力等），首剂一般为0.5 mg，不宜超过1.0 mg，睡时服用。若无不良反应，则第2天给予0.15～1.00 mg，每日2～3次，间隔2～3 d，可酌情递增剂量至维持量。

特拉唑嗪：本药的化学结构与哌唑嗪相似，每日服药1次即可。抗高血压效能与哌唑嗪相仿，但本药口服后起效缓和，作用平稳，甚少有哌唑嗪样首剂综合征，对血脂代谢亦有良好的改善作用。常用剂量为1～10 mg，每日1次。不良反应有头晕、乏力等。

多沙唑嗪：其化学结构与哌唑嗪相似，起效缓，一般无首剂综合征，单用时有效率65%。常用量每日1～8 mg。不良反应有眩晕、恶心、头痛、头晕、疲劳和嗜睡等。

**（三）降压药物的选择和应用**

凡能有效控制血压并适宜长期治疗的药物就是合理的选择，包括不引起明显不良反应、不影响生活质量等。

1.首选药物

利尿剂、β受体阻滞剂、钙离子拮抗剂和ACEI中任何一种，均可作为第一阶梯药。

2.阶梯治疗

阶梯治疗是治疗高血压的一种用药步骤。选用第一阶梯药物后，从小量开始，递增药量，至最大量仍不能控制血压时，加用第二种药物，或更多药物联合，直到血压控制至正常或理想水平。血压控制后逐渐减量。

3.具体用药

应根据病程、血压程度和波动规律、年龄、有无并发症以及药物特点、在体内高峰时间等，加以合理用药，进行个体化治疗。

年轻患者宜首选β受体阻滞剂或ACEI。

老年或低肾素型应选用利尿剂和钙拮抗剂，开始用成人剂量的一半。

伴心绞痛或快速心律失常时应使用β受体阻滞剂。

合并糖尿病、痛风、高脂血症患者宜使用ACEI、钙拮抗剂或受体阻滞剂。

肾功能不全时，ACEI是目前较理想药物，也可应用钙拮抗剂。病情严重者可使用呋塞米，要防止低血容量加重肾功能损害等。

合并有心力衰竭者，宜选择ACEI、利尿剂。

伴妊娠者，不宜用ACEI、血管紧张素Ⅱ受体阻滞剂，可选用甲基多巴。

对合并支气管哮喘、抑郁症、糖尿病患者不宜用β受体阻滞剂；痛风患者不宜用利尿剂；合并心脏起搏传导障碍者不宜用β受体阻滞剂及非二氢吡啶类钙通道阻滞剂。

4.降压目标及应用方法

由于血压水平与心、脑、肾并发症发生率呈线性关系，因此，有效的治疗必须使血压降至正常范围，即降到140/90 mmHg以下，老年人也以此为标准。对于中青年患者（＜60岁）、高血压合并糖尿病或肾脏病变的患者，治疗应使血压降至130/85 mmHg以下。

原发性高血压诊断一旦确立，通常需要终身治疗（包括非药物治疗）。经过降压药物治疗后，血压得到满意控制，可以逐渐减少降压药的剂量，但一般仍需长期用药，中止治疗后高血压仍将复发。

## 第二节 冠状动脉粥样硬化性心脏病

### 一、临床表现

老年冠心病分型与非老年相同，包括慢性心肌缺血综合征、急性冠状动脉综合征和冠状动脉疾病的其他表现形式。临床上老年冠心病的症状多不典型，如急性心肌梗死的临床表现尤其是胸痛症状往往不明显。在NRMI（国家心肌梗死登记库）研究中，小于65岁组的急性冠状动脉综合征（ACS）患者77%以胸痛为发病症状，而大于85岁组的仅有40%。其他不典型主述症状包括气短（49%）、大汗（26%）、恶心、呕吐（19%）等。由此造成NRMI研究中的老年人群中仅有一半MI的患者被诊断出。Framingham的研究同样提示无症状性心肌梗死或心肌梗死误诊情况在老年人中更为常见。在整个人群中无症状的或误诊的心肌梗死数可达25%，在老年人群中可高达60%。老年人的ACS常常伴发于其他急症，或加重并发症病情，如肺炎、COPD、晕厥等。其原因和供氧-需氧的不匹配相关，即当各种因素使心肌需氧增加、血液动力学负荷增加，而由于动脉粥样硬化，供氧不能相应增加所致。因此非特异的临床症状及并发症的表现使患者的主诉模糊不清，治疗受到延误，进而影响预后。

#### （一）急性冠状动脉综合征

急性冠脉综合征包括急性ST段抬高心肌梗死（STEACS）、急性非ST段抬高心肌梗死（NSTEACS）和不稳定型心绞痛，是威胁老年人生命的最常见病因之一。老年ACS的特点如下：①病史。首发症状往往不典型，部分表现为胸痛或胸部不适，但常表现为气短。患者可有陈旧性心肌梗死病史，临床合并多种疾病。老年人中非ST段抬高的心肌梗死发病比例高于非老年，65岁以下患者不足40%，但85岁以上老年人占55%。②心电图改变不典型或合并心脏传导阻滞，较多的老年人无法根据其心电图明确诊断。在NRMI研究中，NSTEACS患者<65岁者，23%的人心电图改变无诊断意义，>85岁者43%无诊断意义。③常常合并收缩性或单纯舒张性心功能不全，使得老年ACS的危险进一步增高。④由于老年人ACS常和其他急症相伴，或加重并发症病情，如肺炎、COPD、晕厥等，非特异的临床症状及并发症的表现使患者的主诉模糊不清，治疗受到延误，进而影响预后。

#### （二）慢性心肌缺血综合征

慢性心肌缺血综合征包括稳定型心绞痛、隐匿型冠心病和缺血性心肌病。和非老年相比，老年患者的体力活动受限，其心绞痛症状部分为劳力型，还有部分为非劳力型。在休息和情绪激动时也可发生症状。老年患者的症状多为不典型心绞痛，由于部分患者的痛觉减退或记忆力减退，对疼痛持续时间、疼痛部位等描述往往不清楚。而非疼痛症状描述较多，如呼吸困难、胸闷、乏力、颈部、背部或腹部疼痛等。无症状性心肌缺血的发生据报道甚至可达50%，即心电图或其他负荷试验有心肌缺血的证据而患者无症状。这种无症状心肌缺血在合并糖尿病患者中更为多见。缺血性心肌病往往发生在反复的心肌缺血、缺氧导致的心肌细胞减少、坏死、心肌纤维化、心肌瘢痕形成的情况下。临床表现为心脏增大、心力衰竭和各种心律失常，往往为冠心病的晚期。在老年人群，除了冠心病之外，还应注意患者的基本健康状况，其他和年龄相关的状况如贫血、体弱、肾脏疾患、行动不便和认知障碍等老年的特殊性均应加以注意。

## 二、诊断

临床各种相关的危险因素、临床症状、体征和辅助检查等有助于诊断和鉴别诊断，也有助于进行临床危险分层。对ACS患者危险分层，对早期识别高危患者，积极予以干预，减少严重事件的发生，改善预后有着重要的意义。

### （一）稳定型心绞痛的CCS分级

稳定型心绞痛中，根据心绞痛的严重程度及其对体力活动的影响，临床常分为四级。

Ⅰ级：日常体力活动不会引起心绞痛，如步行、上楼梯等。工作或娱乐中激烈、快速或长时间劳累可致心绞痛发作。

Ⅱ级：日常活动轻度受限，可诱发心绞痛情况包括爬坡，快步行走或上楼梯，饱餐、寒冷、迎风、情绪激动时或睡醒后很短时间内步行或上楼。一般情况下，常速平地步行超过2个街区，或在普通楼梯上1层楼以上时可诱发心绞痛。

Ⅲ级：日常体力活动明显受限。一般情况下，常速平地步行1～2个街区，或在普通楼梯上1层楼时可诱发心绞痛

Ⅳ级：从事任何体力劳动均有不适症状出现。休息时亦有出现心绞痛表现。

由于老年人的临床症状不典型，合并疾病较多，常常为其他的主诉，或临床为无症状性心肌缺血，给诊断带来一定的难度。因此对老年患者需详细地询问病史，了解既往各种冠心病危险因素和合并的其他疾病，往往还需要更多的辅助检查，如心电图、超声心动图、心肌核素显像、冠脉CT造影或直接进行冠状动脉造影检查，进行综合分析、判断。

### （二）不稳定型心绞痛严重程度分级

急性冠脉综合征是内科的急症，老年人的症状同样不典型，就诊较晚，预后较差。不稳定型心绞痛和非ST段抬高心肌梗死可在休息时发作，持续时间可较长，程度可较重。有相当比例的老年人以胸闷气短就诊。不稳定型心绞痛严重程度分级一般采用Braunwald分级方法，其和预后相关。急性ST段抬高心肌梗死（STEMI）在老年人，根据症状、ECG改变可以做出诊断。分级如下。

Ⅰ级：严重的初发型或恶化型心绞痛，无静息时痛。

Ⅱ级：亚急性静息型心绞痛（就诊前一个月发生），但近8 h内无发作。

Ⅲ级：急性静息型心绞痛，在48 h内有发作。

但对于症状不典型者，诊断有一定难度。STEMI除伴有心脏相关症状，还可有全身症状。当合并心力衰竭或心律失常时，需要及时判断，掌握治疗时机。临床体征大多无特殊，当出现并发症时，往往合并相应的体征。并发症可分为机械性、缺血性、栓塞性和炎症性。

### （三）急性心肌梗死后的心功能分级

急性心肌梗死后的心功能分级多采用Killip分级方法。

Ⅰ级：无明显心功能损害证据。

Ⅱ级：轻、中度心功能不全，查体肺底可闻及啰音，范围小于50%肺野，听诊有S3，或胸片有上肺淤血表现。

Ⅲ级：重度心功能不全（肺水肿）查体听诊啰音大于50%肺野。

Ⅳ级：合并心源性休克。

## 三、冠心病的治疗

受多种因素影响，老年冠心病患者的症状较非老年更加不易识别。老年人的生活方式往往较为安静，缺少活动诱发的不适症状。但是冠心病患者的胸部不适仍然是最常见的主诉。

### （一）稳定型心绞痛的治疗

近年来关于稳定型心绞痛的治疗策略一直存在着争议。有研究显示，合适的药物治疗（OMT）与药物治疗加介入治疗（OMT + PCI）相比，重要心脏事件的发生率没有区别。分析其中904位65岁以上的老年人，显示OMT组和OMT + PCI组的预后，包括主要心脏事件和无心绞痛率，没有明显差别。另一个老年的相关研究也证实了这一结论。该研究提示在稳定型心绞痛的患者，无论是PCI或OMT，患者的生活质量和生存率没有区别。对于慢性稳定性冠心病，治疗措施如下。

1.抗血小板治疗

抗血小板治疗在一级预防和二级预防中的作用已被证实，对老年人也同样。根据荟萃分析结果，阿司匹林可以明显降低心血管死亡、心肌梗死和卒中。ACC/AHA指南建议的剂量是每日75～162 mg。除了有阿司匹林禁忌证，稳定的慢性冠心病患者都应当使用。阿司匹林的副作用主要有胃肠道的反应，老年人尤其应当注意阿司匹林相关的消化道出血。对确实不能服用者，可以噻吩吡啶类药物替代。

2.β受体阻滞剂

β受体阻滞剂为慢性心绞痛的一类推荐用药。其作用机制包括负性收缩和负性传导。通过降低静息心率和降低运动负荷增加时心率反应减少心肌的需氧，进而减少缺血事件。同时延长舒张期冠脉灌注的时间和降低心肌收缩力同样可减少心肌的缺血。但是在老年人群的应用尤其要避免β受体阻滞剂的不良反应。已存在心脏传导系统疾病患者，如窦房结功能障碍、房室传导阻滞等需慎用，并注意剂量。在合并严重气道堵塞性疾病如哮喘或慢性阻塞性肺病（COPD）患者，要选用高度受体选择性制剂，小剂量开始，避免气道阻力增加。

3.RAAS阻滞剂

ACEI类药物已被证实在冠心病的不同阶段均有明显的益处。它可通过降低心脏后负荷而减少心脏做功。将ACEI作为稳定型冠心病中危或高危患者的一类推荐，低危患者的ⅡA类推荐。不能耐受ACEI者以ARB替代。对于心功能不全（LVEF<40%）或合并高血压、糖尿病或慢性肾病者有明确的使用指征。

4.抗心绞痛药物

主要包括硝酸酯类、钙拮抗剂及其他可缓解冠心病心绞痛症状类药物。硝酸甘油自1878年即开始用于临床，它可以在1～3 min内迅速缓解心绞痛症状。长效硝酸酯类药物如单硝酸或二硝酸异山梨醇酯也常用于慢性心绞痛的治疗，但其缓解心绞痛的作用逊于口含硝酸甘油，同时应当注意产生硝酸酯类耐受性。硝酸酯类主要用于缓解症状，并不能改善冠心病患者的生存率。钙离子拮抗剂通过扩张冠状动脉和减轻心肌收缩力可以治疗心绞痛，二氢吡啶类钙离子拮抗剂如氨氯地平、硝苯地平、非洛地平，较非二氢吡啶类钙离子拮抗剂如维拉帕米、地尔硫䓬对心肌收缩力的影响要小，后者同时对心脏传导有抑制作用。对有心功能不全者，二氢吡啶类钙拮抗剂更加安全。存在心脏传导异常者，应避免使用非二氢吡啶类药物。对于合并高血压者，长效硝苯地平对缓解心绞痛有效而安全，但短效硝苯地平应尽量避免使用。雷诺嗪为一类新的抗心绞痛药物，可以减轻心绞痛症状而不伴有血流动力学的影响，临床资料显示老年亚组和非老年相同，不增加严重不良事件。临床实践中多种中成药亦可缓解心绞痛的症状。

### （二）不稳定型心绞痛和非ST段抬高心肌梗死治疗

老年人的非ST段抬高性急性冠脉综合征（NSTEACS）常见，而且常常伴有各种并发症，介入治疗的风险相对较高，但这一人群的临床治疗尚缺少循证医学证据，需要根据临床实际作出正确的选择。

1.抗血小板药物

阿司匹林是冠心病抗血小板治疗的基石。即使在老年人，阿司匹林也可明显降低不良事件发生率。氯吡格雷也是有效的抗血小板药物，在CURE研究中，老年人的亚组分析显示老年同非老年一样，氯吡格雷可降低非致死性心肌梗死、心源性死亡及卒中的发生。双联抗血小板治疗中，每天服用阿司匹林75～150 mg，治疗效果同大剂量，而消化道出血的风险降低。治疗指南建议对所有高危患者包括老年人采用双重抗血小板治疗。数种新型、更有效的抗血小板药物正在临床研究之中，但对于老年人效果如何，有待于更多的临床研究数据。静脉抗血小板药物主要是指血小板糖蛋白Ⅱb/Ⅲa（GPⅡb/Ⅲa）受体拮抗剂，我国市场销售的有替罗非班等。临床研究显示这类药物用于不稳定患者，在7天随访时明显受益，但在老年人群中的疗效不确定，其出血的风险明显增加。GPⅡb/Ⅲa受体拮抗剂在介入治疗时显现一定优势，但对于老年人实施非介入治疗策略时，考虑到其疗效不确定但出血风险可能增加，不建议常规使用。当临床需要使用时应当考虑老年患者的体重和肾功能状况，予以剂量的校正。

2.抗凝治疗

肝素类药物已广泛用于临床。当和GPⅡb/Ⅲa受体拮抗剂共同使用时，需特别重视调整剂量。Xa因子抑制剂磺达肝癸钠是近年用于临床较新的药物，其在老年NSTEACS中的疗效仍有争议，但出血并发症减少。比伐芦丁为凝血酶抑制剂，当用于NSTEACS患者介入治疗时，其疗效同其他抗凝药物，但出血风险降低。这对于老年患者尤其有优势。

3.早期介入治疗策略的选择

在老年NSTEACS的早期，选择介入治疗还是单纯药物治疗是一个重要的研究课题。早期的研究对老年患者偏向选择较为保守的治疗对策，但较近期的研究结果提示积极干预有助于预后的改善。

### （三）ST段抬高心肌梗死的治疗

ST段抬高心肌梗死（STEMI）早期再灌注治疗除了常规的药物治疗，主要是静脉溶栓治疗和急诊冠脉介入治疗。由于老年人的临床状况变化大，并发症多，大部分的溶栓治疗临床研究未包括年龄大于75岁者。发生急性STEMI时，建议首先选择直接介入治疗。除非有明确的禁忌或行急诊介入时间已过久，可以选择静脉的溶栓治疗。

### 四、冠心病的预防

我国已进入老龄化社会，而冠心病是老年人群的最主要死因，冠心病的预防不仅对改善老年人的生活质量有重要意义，而且对家庭、对社会都有重要意义。无论是冠心病的一级预防或二级预防，首先建议采取健康的生活方式，如控制吸烟、控制体重、坚持体力活动等。尽管改变生活方式往往比较困难，但仍然是预防冠心病的基础。药物预防是另一重要方面，但是近年来尝试用叶酸及B族维生素预防心脏病的研究，得出的结果为阴性。血脂紊乱仍然是冠心病发病的重要关注点，他汀类药物是降低心血管风险的重要措施。多个研究已证实他汀在抗动脉粥样硬化、冠心病一级预防和二级预防中的作用。近年公布的JUPITER研究对不同亚组人群如女性、老年、合并慢性肾病患者等进行了分析，各亚组的结果和整个人群相似，但是目前存在着一些争议诸如糖尿病的发病在一些研究中提示有升高的趋势，尤其在绝经期妇女，但综合分析，他汀的益处是明显的。对其他危险因素的控制也是重要的方面，坚持血压和血脂的常规检查和药物治疗也是非常必要的。[①]

## 第三节 心力衰竭

心力衰竭是一种复杂的临床症状群，为各种心脏病的严重阶段，发病率高，5年存活率与恶性肿瘤相仿。老年人常同时并存多系统、多器官疾病，机体内环境稳定性发生改变，各器官储备功能显著下降，因此，老年人心力衰竭临床表现错综复杂，治疗矛盾多，预后差。随着我国人口老龄化的速度加快，心血管病危险人群基数巨大，心力衰竭已成为危害老年人群健康的重大问题。

### 一、病因和诱因

#### （一）多病因性

冠心病、高血压是老年人心力衰竭最常见的原因。Framingham研究显示，老年心力衰竭患者中约70%由高血压和（或）冠心病引起。老年人往往同时患有多种疾病，如冠心病、高血压心脏病、肺心病、退行性心脏瓣膜病、贫血性心脏病等。老年人心力衰竭也可以是两种或两种以上心脏病共同作用的结果，以其中一种为主要原因，其他参与并加重心力衰竭，使病情复杂化。

---

①许东波，刘珍，王利娜.运动康复训练用于老年冠心病患者中的效果观察[J].中国城乡企业卫生，2025，40（4）：33-35.

**（二）左室射血分数正常的心力衰竭（HFNEF）多**

左室射血分数（LVEF）正常或接近正常（LVEF > 45% 或 50%），但有症状和（或）体征的心力衰竭，临床主要指舒张性心力衰竭，由于左室松弛缓慢及僵硬度增加导致舒张功能不全引起。

**（三）医源性心力衰竭发生率高**

老年人心脏储备能力下降，因快速大量输液、摄取钠盐过量等可突然诱发心力衰竭。

**（四）诱因多样化**

老年人心力衰竭常见诱因与其他年龄组相同，但由于老年人心脏储备功能差，更易诱发心力衰竭。其中以呼吸道感染（尤其是肺炎）、急性心肌缺血最为常见，其次为心律失常，如快速心房颤动、阵发性室上性心动过速等。其他诱因包括劳累、情绪激动、饱餐、肺栓塞、肾功能不全等。

## 二、临床表现

**（一）症状不典型**

由于老年人反应较差，往往合并肝、肺、肾、甲状腺等疾病，并伴随有认知功能的下降，使得部分患者已处于中度心力衰竭却完全无症状，而一旦受到某种因素诱发，即可发生重度心力衰竭，危及生命。老年人发生急性左心衰竭时，由于心排血量下降，造成脑供血不足，可出现神经精神症状如意识障碍、失眠等。老年人心力衰竭还可表现为呼吸系统症状如慢性咳嗽，消化系统症状如腹胀、恶心、呕吐等。有些老年人白天进食或活动后出现阵发性呼吸困难，与夜间阵发性呼吸困难具有相同的临床意义。

**（二）体征特异性差**

肺部湿啰音、体位性水肿、第三心音或第四心音奔马律是老年人心力衰竭的常见体征。由于老年人常有多种疾病并存，心力衰竭体征的敏感性及特异性均有不同程度下降，应加强综合判断。老年人重度肺气肿可导致心浊音界缩小、杂音强度减弱、不易听到奔马律及肝下移造成肝大的假象。老年人可能因伴有窦房结功能低下或病态窦房结综合征，发生心力衰竭时心率不快，甚至表现为心动过缓。老年人心力衰竭时易合并肺部感染，肺部湿啰音不能视为心力衰竭的体征。老年人踝部水肿还见于活动少、慢性下肢静脉功能不全、低蛋白血症、药物的使用（特别是钙拮抗剂）等。

**（三）易合并其他脏器功能障碍**

由于老年人各脏器储备功能明显下降，心力衰竭时易合并其他脏器功能障碍，如心律失常、肾功能不全、水电解质及酸碱失衡、脑供血不足、认知功能障碍等。

### （四）临床表现复杂化

老年人常同时合并呼吸系统、消化系统、泌尿系统以及贫血、脑血管病等多种基础疾病，使临床表现复杂化。

## 三、诊断和鉴别诊断

### （一）重视心力衰竭的不典型表现

详细的病史采集与体格检查可为心力衰竭的临床诊断提供重要的依据。然而由于老年人往往不能准确地提供病史，心力衰竭的症状不典型，且合并多种疾病相互影响，掩盖或加重心力衰竭的症状及体征，导致诊断困难，容易误诊漏诊。老年人急性心肌缺血或急性心肌梗死时可无胸痛，合并心力衰竭时对心力衰竭的病因诊断困难。有些老年人即使存在心力衰竭，但活动时并不感明显气短，而表现为极度疲倦，需结合病史、体征、辅助检查等综合判断。

### （二）寻找早期诊断征象

老年人心力衰竭的早期诊断较困难，下列情况有助于老年人心力衰竭的早期诊断：①轻微体力劳动即出现心慌、气短、胸闷、疲乏，因而不愿活动；②干咳，白天站立位或坐位时较轻，平卧或夜间卧床后加重；③睡眠中突然胸闷憋气，垫高枕头或坐起感觉呼吸顺畅，喜右侧卧位，难以用呼吸道感染解释；④白天尿量减少，夜尿增多，体重增加；⑤休息时脉搏增加20次/min，呼吸增加5次/min；⑥双肺底部细湿啰音，呈移动性；⑦颈静脉充盈，肝大；⑧心电图，$V_1$导联P波终末向量阳性（Ptf-V1≤0.03mm·s），ST-T动态改变，早搏增多；⑨X线胸片，双肺纹理增粗，心影增大或见到KerleyB线。[①]

### （三）重视BNP/NT-proBNP在诊断中的意义

2009年，美国ACC/AHA指南突出了BNP/NT-proBNP在心力衰竭诊断中的作用，对于呼吸困难的患者，均应测定BNP/NT-proBNP。研究表明，老年心力衰竭患者血浆BNP/NT-proBNP浓度明显高于非心力衰竭患者，测定血浆BNP有助于老年人心源性与非心源性急性呼吸困难的鉴别。然而，对于老年、女性，特别是合并多器官功能障碍者，如肾功能不全、肝功能不全、代谢紊乱、严重肺部感染、肺栓塞等，常有BNP/NT-proBNP增高的现象，因此在诊断时应结合临床确定。

### （四）明确老年人心力衰竭的类型

收缩性心力衰竭和舒张性心力衰竭的药物治疗原则不同，诊断时必须明确老年人心力衰竭的类型。收缩性心力衰竭是指心室收缩功能障碍使心脏收缩期排空能力减退

①罗俊.心血管疾病诊疗[M].武汉：湖北科学技术出版社，2022.

而导致心排血量减少，其特点是心室腔扩大、收缩末期容积增大和左室射血分数降低。舒张性心力衰竭（HFNEF）是指心肌松弛和（或）顺应性降低使心室舒张期充盈障碍而导致心排血量减少，其特点是心肌肥厚、心室腔大小和左室射血分数正常。

HFNEF多见于老年、女性、肥胖患者，起病可急骤，病情迅速恶化，通常由重度高血压或急性心肌缺血所致，心房颤动也是常见的诱因。2007年，ESC专家共识提出HFNEF新的诊断标准：①充血性心力衰竭的症状或体征，包括劳力性呼吸困难、疲乏、肺部啰音、肝大、踝部水肿等。对于无体液潴留体征的呼吸困难患者，如果NT-proBNP < 120 pg/mL或BNP < 100 pg/mL，基本可排除心力衰竭可能。②正常和轻度异常的左室收缩功能，该共识中将LVEF > 50%作为左室收缩功能正常和轻度异常的分界值，同时左室舒张末期容积指数和左室收缩末期容积指数分别不能超过97 mL/m$^2$和49 mL/m$^2$。③舒张功能不全的证据，创伤性检查技术测定的指标，左室舒张末压 > 16 mmHg，或平均肺小动脉楔压 > 12 mmHg，或左室舒张时间指数 > 48 ms，或左室僵硬度常数 > 0.27。有创性检查技术测定的指标是舒张功能不全的确切证据。

非创伤性血流多普勒、组织多普勒技术测定的指标：舒张早期二尖瓣流速与二尖瓣环间隔处心肌舒张速度比值$E/E' > 15$。若$15 > E/E' > 8$，则需要其他非创伤性指标辅助诊断，包括：①超声血流多普勒技术测定指标，二尖瓣舒张早期与舒张晚期血流速度比值$E/A < 0.5$，或减速时间（DT）> 280 ms，或左房容积指数（LAVI）> 40 mL/m$^2$，或左室质量指数（LVMI）> 122 g/m$^2$（女）或 > 149 g/m$^2$（男），或心房颤动；②NT-proBNP > 220 pg/mL或BNP > 200 pg/mL。若NT-proBNP > 220 pg/mL或BNP > 200 pg/mL，合并$E/E' > 8$或超声血流多普勒技术测定的相关指标异常也是左室松弛、充盈、舒张期扩张度或僵硬度异常的证据。

### （五）鉴别诊断

#### 1. 劳力性呼吸困难

劳力性呼吸困难也可由阻塞性肺气肿、肺栓塞、身体虚弱或肥胖等引起，这些情况老年人均常见。夜间阵发性呼吸困难也可由支气管哮喘急性发作引起。

#### 2. 肺底湿啰音

肺底湿啰音还可见于慢性支气管炎、肺炎，支气管扩张等，一般心力衰竭引起的肺部湿啰音大多为双侧性，偶尔呈单侧或亦有哮鸣音。老年人心力衰竭合并慢性肺部疾病鉴别诊断存在困难时，以下情况支持心力衰竭的诊断：咳嗽及呼吸困难突然出现或加重、夜间阵发性呼吸困难、呼吸困难加重时肺底湿啰音异常增多且随体位变化、应用血管扩张剂或利尿剂后症状迅速缓解。

3. 颈静脉充盈

颈静脉充盈亦可由肺气肿、纵隔肿瘤或上腔静脉压迫综合征等原因引起。

4. 下肢水肿

老年人下肢水肿常可因下肢静脉曲张、静脉炎、淋巴性水肿、肾脏或肝脏疾病、药物使用等引起，而心脏阳性体征如心脏扩大等有助于鉴别诊断。

## 四、治疗

### （一）急性心力衰竭的治疗

1. 一般处理

体位：静息时明显呼吸困难者应采取半卧位或端坐位，双腿下垂以减少回心血量，降低心脏前负荷。

吸氧：应尽早采用，使患者血氧饱和度≥95%（伴慢性阻塞性肺病者血氧饱和度＞90%）。必要时还可采用无创性或气管插管呼吸机辅助通气治疗。研究表明，无创正压通气可改善氧合和呼吸困难，缓解呼吸肌疲劳、降低呼吸功耗，增加心排血量，是目前纠正急性心力衰竭低氧血症、改善心脏功能的有效方法。

饮食：进食易消化食物，避免一次大量进食，不要饱餐。在总量控制下，可少量多餐。

出入量：肺淤血、体循环淤血及水肿明显者应严格限制饮水量和静脉输液速度，对于无明显低血容量患者每天摄入液体量一般宜在1500 mL以内，不要超过2000 mL。保持水出入量负平衡约500 mL/d，严重肺水肿者负平衡1000～2000 mL/d，甚至可达3000～5000 mL/d，以减少水钠潴留和缓解症状。应注意防止发生低血容量、低血钾和低血钠等。

2. 药物治疗

镇静剂：用于严重急性心力衰竭早期阶段的治疗，特别是伴有疼痛、烦躁不安及呼吸困难的患者。在静脉通路建立后立即给予吗啡3 mg，必要时可重复给药一次。吗啡可减轻急性心力衰竭患者呼吸困难等症状，并可增强合并应用无创通气的效果。应注意监测呼吸，注意可能出现的低血压、心动过缓、高度房室传导阻滞及二氧化碳潴留。

支气管解痉剂：常用药物为氨茶碱或二羟丙茶碱。此类药物不宜用于冠心病如急性心肌梗死或不稳定型心绞痛所致的急性心力衰竭患者。

利尿剂：伴有液体潴留症状的急性或慢性失代偿性心力衰竭患者应给予利尿剂治疗。根据个体差异以产生充分利尿效应，达到最佳容量状态为目标，以缓解淤血的症状和体征（水肿、颈静脉压升高、呼吸困难）为最佳剂量。以不产生症状性低血压和肾功能进行性恶化为宜。老年人，特别是高龄老人，如果以前未使用利尿剂，第一次用量宜小，如呋塞米10 mg静脉注射，以后根据情况进行调整。

血管扩张剂：建议早期应用于左室收缩功能不全，如冠心病，高血压心脏病所致的急性左心衰竭。血压正常但存在低灌注状态或有淤血体征且尿量减少的患者，血管扩张剂应作为一线用药。在使用血管扩张剂时应当注意以下问题：①血管扩张剂禁用于心脏瓣膜狭窄的患者，以免加重肺淤血，导致心排血量的减少；②硝酸酯类推荐用于冠心病引起的心力衰竭患者，硝普钠用于高血压心力衰竭患者；③硝普钠的应用需要根据血压调整用药剂量，由小剂量开始逐渐增加至有效剂量。

血管紧张素转换酶抑制剂（ACEI）：急性心力衰竭的急性期、病情尚未稳定的患者不宜应用。急性心肌梗死后的急性心力衰竭患者可以使用，口服起始剂量宜小。ACEI类药物应谨慎用于心排血量处于边缘状态的患者，因其可以减少肾小球滤过；与非甾体类抗炎药联合应用时，对ACEI耐受性下降。

正性肌力药物：此类药物适用于低心排血量综合征，如伴症状性低血压或心排血量降低伴有循环淤血的患者，可缓解组织低灌注所致的症状，保证重要脏器的血液供应。血压较低和对血管扩张药物及利尿剂不耐受或反应不佳的患者尤其有效。

**（二）慢性心力衰竭的治疗**

1.重视病因和诱因的治疗

2/3的心力衰竭患者合并冠心病，应尽量逆转可治疗的心肌缺血。心律失常可导致心力衰竭恶化，需要积极治疗。感染、缺氧等诱因亦在老年人心力衰竭的发生发展中起重要作用，应尽快纠正。

2.药物治疗

地高辛：地高辛虽不能提高生存率，但能改善左室功能和运动耐量，从而降低心力衰竭的住院率和致残率。老年人由于肾功能减退和分布容积缩小，因而老年人用量要小，最好根据肌酐清除率计算维持量。伴有心肌淀粉样变的老年人，对地高辛特别敏感，极易发生中毒反应，应使用非洋地黄类强心剂治疗。洋地黄中毒最常见的毒性反应是胃肠道症状和室性心律失常，也易出现神经系统症状。

利尿剂：利尿剂对缓解心力衰竭的充血症状十分有效，只要有容量负荷过重的表现（如肺淤血和水肿）就宜应用利尿剂，但它可激活肾素-血管紧张素-醛固酮系统，导致电解质紊乱而诱发心律失常和洋地黄中毒。老年人用利尿剂要从小剂量开始，逐渐增量，一旦体液潴留症状消失，以最小有效剂量长期维持。应以体重和尿量作为监测疗效和调整剂量的依据，避免利尿不足和利尿过度。

ACEI类药物：ACEI类药物不仅能缓解心力衰竭的症状，而且能降低病死率和提高生活质量。ACEI类药物最基本的作用是抑制神经内分泌的激活、逆转左心室肥厚、防止心室重构，从而阻止或延缓心力衰竭的病理生理过程。

由于ACEI类药物可引起低血压、肾功能损害和咳嗽等不良反应，使其在老年心力衰竭患者中的应用受限，而且剂量偏小，没有达到应有的效果。临床研究表明，目标剂量在降低病死率和住院复合危险方面优于小剂量组，用药时应尽可能达到目标剂量，而且多数老年患者对此剂量有较好的耐受性。

为了确保ACEI类药物在老年患者中的安全应用，必须注意以下几点：①用药前避免过度利尿，纠正低钠血症和低血容量；②小剂量开始，逐渐增量，如卡托普利6.25 mg，2～3次/d，密切观察血压和血肌酐水平，如能耐受则每隔3～7天剂量加倍一次，直到达到最大耐受量或目标剂量后长期服用。由于ACEI类药物起效较慢，有时需数周或数月才显示治疗效应，因而不能根据症状改善与否来调节剂量，而只能以血压、血肌酐水平作为调整的依据。不能耐受ACEI治疗者可用血管紧张素受体阻滞剂（ARB），因两者主要副作用大致相似，仍需密切观察。

β受体阻滞剂：β受体阻滞剂因有负性肌力作用，一直被视为心力衰竭的禁忌证。近来研究表明，在地高辛（可不用）、利尿剂和血管紧张素转换酶抑制剂的基础上，加用β受体阻滞剂可进一步改善临床症状、降低病死率和住院率，从而确立了它在心力衰竭治疗中的地位。常用的β受体阻滞剂有美托洛尔、比索洛尔和卡维地洛，它们具有不同的药理学特性。现已证明，老年收缩性心力衰竭患者应用β受体阻滞剂具有与非老年患者相似的疗效和耐受性。

老年收缩性心力衰竭患者应用β受体阻滞剂应注意以下几点：①病情要稳定。β受体阻滞剂不是心力衰竭的急救药，它不能用于急性心力衰竭患者。只有通过强心、利尿和扩血管治疗，病情相对稳定且无禁忌证，方可考虑用药。②低起点、慢增量。由于β受体阻滞剂早期效应是拮抗儿茶酚胺的正性肌力作用，老年收缩性心力衰竭患者用药时要小心。从小剂量开始，如美托洛尔6.25 mg，每天2次；比索洛尔1.25 mg，每天1次；卡维地洛3.125 mg，每天2次，密切观察尿量、体重、血压和心率等指标，如能耐受则每隔2～4周倍增剂量1次，逐渐增至最大耐受量或目标剂量，然后长期维持治疗。只要清醒静息心率≥50次/min，就可继续用药。长期用药是利用其阻断儿茶酚胺的毒性作用，达到逆转心室重构、提高射血分数、阻止发展为终末期心力衰竭的目的。地高辛与β受体阻滞剂合用时，应注意二者对心率和传导的协同作用。

### (三)射血分数正常的心力衰竭的药物治疗

1.利尿剂

利尿剂可减少血容量和回心血量，降低左房压力，减轻肺淤血和外周液体潴留，改善临床症状。但应避免利尿剂剂量过大而引起低血压及外周组织低灌注。

2.硝酸酯类药物

硝酸酯类药物可降低心脏前、后负荷，减轻肺淤血，改善舒张功能，缓解临床症状。但应小剂量应用，依据患者病情变化调整其剂量，避免因左室舒张末压力下降过大而导致心排血量下降。

3.β受体阻滞剂

目前还没有明确β受体阻滞剂在HFNEF患者治疗中的作用。β受体阻滞剂可以降低心率，延长舒张期充盈时间，增加舒张末容积，但可能会恶化其变时能力，因此使用需小心谨慎，并严密随访。β受体阻滞剂还具有负性肌力作用，降低心肌氧耗，抑制交感神经的血管收缩作用，从而降低后负荷。但不主张用于心力衰竭急性期。

4.血管紧张素转换酶抑制剂(ACEI)及血管紧张素受体阻滞剂(ARB)类药物

ACEI或ARB类药物可拮抗肾素-血管紧张素-醛固酮系统及交感神经系统活性，抑制血管紧张素Ⅱ发挥作用，逆转左室重构，并减弱血管紧张素Ⅱ对冠脉的收缩作用，降低心脏后负荷，改善心肌缺血。HFNEF患者使用ACEI及ARB类药物并没有左室射血分数降低的心力衰竭治疗效果显著，但是在没有明确证据支持其他替代治疗之前，ACEI及ARB类药物仍是HFNEF患者控制血压的一线药物，特别是同时合并糖尿病或动脉粥样硬化性血管疾病时。

5.钙通道阻滞剂(CCB)

非二氢吡啶类钙通道阻滞剂可以使心肌细胞内$Ca^{2+}$减少，降低室壁张力，降低心脏后负荷，降低心率，延长舒张期，增加左室充盈，提高心脏、血管松弛和顺应性。二氢吡啶类CCB可反射性引起心动过速，故不主张应用。

6.醛固酮拮抗剂

醛固酮是引起心肌和血管纤维化的强有力的刺激因子。醛固酮拮抗剂具有抗心肌纤维化，延缓或逆转左室肥厚，减轻水钠潴留，降低血压，改善左室舒张功能的作用。

7.正性肌力药物

洋地黄抑制肌浆网的钙泵，使细胞质内游离$Ca^{2+}$浓度升高，增加心肌收缩力和心肌氧耗，恶化舒张功能，故不主张应用。

### (四)终末期心力衰竭的非药物治疗

对于等待心脏移植的难治性心力衰竭患者应考虑接受机械辅助装置治疗作为术前

治疗的过渡。针对我国的临床实际，不能接受心脏移植治疗的难治性心力衰竭患者，尤其对已接受正规治疗但仍无法脱离静脉正性肌力药物的患者，应考虑采用植入式辅助装置作为永久性的机械辅助治疗措施。

心力衰竭患者在接受了最佳药物治疗后症状仍未改善的情况下可以考虑采用心脏再同步化（CRT）和心室再同步心脏复律除颤器（CRT-D）治疗。关于埋藏式心律转复除颤器（ICD）的植入以及CRT、CRT-D的使用原则等同于成年人心力衰竭的使用原则。老年心力衰竭患者由于并发症较多，在某些药物的选择和用量上往往受到一些限制，但应用三腔起搏器治疗老年心力衰竭患者未见有特殊的禁忌证。

基因治疗及干细胞移植的效果还有待于进一步研究和发展。

## 第四节 心律失常

老年心律失常是一种常见的疾病，主要有各种早搏、心动过速、心房颤动与扑动、各种房室传导阻滞及病态窦房结综合征等。1990年Manyari等报道，无心脏疾病的60岁以上老年人中，74%有房性心律失常，64%有室性心律失常。同时，老年人各种心血管疾病的发生率增高，更易发生致命性心律失常，其中室性心律失常最常见。

### 一、过早搏动

过早搏动是在心脏基本节律中出现一个或几个期外收缩，按其起源可以分为室上性（房性与交界性）与室性过早搏动。

#### （一）病因

过早搏动可发生于无器质性心脏病的正常老年人，称为功能性早搏。

过早搏动常见于冠心病、高血压心脏病、风湿性心脏病、肺源性心脏病、心肌病与心肌炎等器质性心脏病以及嗜铬细胞瘤、甲状腺功能亢进等疾患。老年人以冠心病、高血压最常见。

可见于电解质紊乱，如低血钾。

药物作用或中毒，如洋地黄、奎尼丁、肾上腺素等。

心导管检查与心脏手术等机械性刺激。

#### （二）分型

1.室上性过早搏动

概述：房性早搏P波提前出现，形态异于窦性P波，QRS形态多正常，有时伴室内差异性传导，房室交界性早搏QRS提前出现，形态多为正常，P波多掩盖于QRS中，或出现在QRS前。PR间期小于0.12 s，在Ⅱ、Ⅲ、AVF导联P波倒置，此即逆行性P

波，或出现在QRS之后，PR＜0.12 s。老年人室上性早搏较常见。部分患者发展成房性心动过速和心房颤动。

治疗：①室上性早搏无明显症状且对患者血流动力学影响甚微者，可以不治疗。②由于情绪激动及烟酒过度引起的早搏，应去除诱因，口服地西泮等镇静剂。③患者症状明显，心功能尚可，可以口服维拉帕米（异搏定）40～80 mg，每日3次，或口服$\beta_1$受体阻滞剂如美托洛尔（倍他乐克）12.5～50.0 mg，每日1次。严密观察心律，酌情减量。④如果患者心功能不良，口服地高辛0.25 mg，每日1次，或酌情调整剂量。

2. 室性过早搏动

概述：室性早搏QRS波群宽大畸形并提前出现。其前无相关P波。其后常有完全性代偿间歇期。室性早搏可以单个出现。也可以成对出现。或呈二联律、三联律及并行心律形式。

治疗：①无明显症状的功能性早搏不必治疗。②室性早搏引起心悸、胸闷等临床症状者，可以口服美西律（慢心律）0.1～0.2 g，每日3次，或普罗帕酮（心律平）0.15 g，每日3次，或胺碘酮0.2 g，每日3次，达到总量5 g后减量维持。③洋地黄过量引起的室性早搏，应立即停用洋地黄，可用氯化钾2～3 g加入5%葡萄糖中滴注，同时口服氯化钾溶液，必要时缓慢推注苯妥英钠125 mg。④下述室性早搏对血流动力学影响较大，因为可能发展成室性心动过速或心室颤动，故应予以高度重视：严重器质性心脏病，尤其是急性心肌梗死、严重心脏瓣膜病患者；心功能不良，射血分数低于40%者；临床症状明显，有眩晕、黑蒙或晕厥者；心电图，室性早搏呈Lown3级以上表现者（多源、成对、连续3个以上或有RonT现象）；心肺复苏后出现室性早搏者；心电图伴有QT间期延长者。

紧急控制室性早搏可以推注利多卡因50～100 mg。有效后以1～4 mg/min速度维持滴注。或将普罗帕酮70 mg加入50%葡萄糖20 mL中滴注。或缓慢静脉注射10%硫酸镁10～20 mL。

## 二、心动过速

### （一）窦性心动过速

1. 概述

窦性心律超过100次/min者称为窦性心动过速，最高可180次/min。窦性心动过速时症状轻重不一，一般只有心率超过140次/min才需治疗，但二尖瓣狭窄及冠心病患者轻度窦性心动过速就可以引起明显症状，应及早治疗。再则健康老年人，心率随着年龄的增大而降低，平均心率在老年人群中也有下降的趋势，因此老年人出现窦性心动过速时常比年轻人的症状更明显，需要处理。

2.治疗

若无明显的心肺功能不全，首选β受体阻滞剂，如阿替洛尔每次使用6.25～12.50 mg，每日1～2次。

心力衰竭引起的窦性心动过速，口服地高辛0.25 mg，每日1次，或者静脉注射西地兰0.2～0.4 mg。

**（二）阵发性室上性心动过速**

1.概述

阵发性室上性心动过速（PSVT）心率150～250次/min，节律齐整。QRS一般不增宽，偶尔合并束支阻滞。PSVT包括以下7种类型：①窦房结折返性心动过速（SNRT）。②心房内折返性心动过速（LART）。③心房自律性心动过速（AAT）。④房室结折返性心动过速（AVNRT）慢快型。⑤房室结折返性心动过速（AVNRT）快慢型。⑥预激综合征房室折返性心动过速（AVRT）顺向型。⑦预激综合征房室折返性心动过速（AVRT）逆向型。

2.病因

PSVT常见于无器质性心脏病患者，近年认为预激综合征及房室结双通道是PSVT常见原因，少数情况下PSVT可合并先天性心脏病、风湿性心脏病或冠心病。心房自律性心动过速可见于冠心病及洋地黄中毒等情况，在老年人较多见。

3.治疗

终止PSVT发作：①刺激迷走神经的方法仍为首选措施，但老年人应以刺激咽部为宜，不宜按压颈动脉窦及眼球，否则可能导致心跳、呼吸停止。②如上述方法无效，患者无心力衰竭及低血压，可首选维拉帕米5～10 mg加入50%葡萄糖20 mL中，缓慢静脉注射，或用普罗帕酮70～150 mg加入50%葡萄糖20 mL中，静注。③如患者有心力衰竭，可用毛花苷C 0.4～0.8 mg加入50%葡萄糖20 mL静脉推注，但是预激综合征合并心房颤动者禁用毛花苷C和维拉帕米。④如果血压低，可用苯肾上腺素（新福林）5 mg或甲氧胺10 mg加入5%葡萄糖100 mL中静脉滴注，使血压升至17.3～20.0 kPa，反射性刺激迷走神经而使PSVT终止。但应慎用。⑤对于血压低且心功能不良的PSVT患者或预激综合征合并逆向AVRT心房颤动患者，可用直流电转复。

防止PSVT复发：①患者本人应掌握1～2种兴奋迷走神经而终止发作的方法，如刺激咽喉催吐、憋气等。②频繁发作期间可以口服维拉帕米（异搏定）40～80 mg，每日3次，或普罗帕酮0.15 g，每日3次，以防止发作。③近年来，电消融治疗各型PSVT

效果良好，成功率可达90%以上，并发症少，已迅速推广普及。

## 三、室性心动过速

### （一）概述

老年人室性心动过速有随年龄增高的趋势。据报告，健康老年人的室性早搏的发生率高达64%～90%，其中62%～80%为多源性。

室性心动过速是危险性心律失常，可致血流动力学严重障碍，心排血量减少，从而出现心力衰竭或休克，或者转变成心室颤动而致命。

室性心动过速可分为单形性与多形性两种。单形性室速是3～6个以上室性早搏连续出现。QRS宽大畸形，但形态基本一致，在其中可见融合波与窦性夺获，使QRS波不整，房室传导大多数呈分离状态。多形性室速QRS形态多，围绕等电位线扭转，多伴有QT间期延长。

### （二）病因

老年人恶性心律失常，多见于器质性心脏病。75%死于冠心病，10%死于心肌病，10%死于心脏瓣膜病以及高血压心脏病、心肌炎等。

药物中毒或药物作用：洋地黄、奎尼丁与锑剂中毒等。

心脏内操作机械刺激，见于心导管检查、心脏造影与心脏手术等。

有些室速患者无器质性心脏病，称之为特发性室速，如起源于右心室流出道与左心室心尖部的室速等，对血流动力学影响较小。

### （三）治疗

终止单形性室速发作：①静脉推注利多卡因50～100 mg，必要时5～10 min后重复，但20 min内总量不超过250 mg为宜，有效后以1～4 mg/min滴速维持。②普罗帕酮70～150 mg加入50%葡萄糖20 mL中静脉滴注。③如果药物治疗无效，可用100～200 J直流电转复。

预防复发：①可以口服美西律0.1～0.2 g，每日3次。②如美西律无效，可选用普罗帕酮片0.15 g，每日3次、或口服胺碘酮0.2 g，每日3次，7 d后减量。长期口服注意其不良反应，胺碘酮的主要不良反应有皮疹、甲状腺功能紊乱、角膜后沉着物、肺硬化及视力障碍等；普罗帕酮的主要不良反应有眩晕、恶心、呕吐，并可能引起其他心律失常。③某些类型特发性室速与单源性室速可试用电消融或外科治疗。④消除不利因素。注意可能存在的低钾血症和（或）低镁血症、洋地黄中毒等，应予以纠正或消除；有无抗心律失常药物本身所诱发或加重的心律失常，如普罗帕酮长期使用的老年人，促心律失常的发生率超过10%；有无心肌梗死或失代偿的心功能不全；对有明显的左冠状动脉主干或三支冠状动脉病变者，应考虑作冠状动脉搭桥术。

尖端扭转型室速的治疗：①去除诱因，由药物引起者，停用奎尼丁、胺碘酮等致心律失常药物，低血钾者补充氯化钾，家族性Q-T延长综合征用β受体阻滞剂治疗。②给予10%硫酸镁20 mL加入50%葡萄糖20 mL缓慢静注，有效后用8 mg/min速度滴注维持。③点滴异丙肾上腺素。1 mg加5%葡萄糖500 mL中。滴速从1 mL/min开始渐增，使心律维持在100～120次/min。改善心肌传导，缩短QT间期，可以终止室速，或者心脏起搏治疗。④禁用IA、IC及Ⅲ类抗心律失常药物，因为这些药物会延长QT间期，使尖端扭转型室速恶化。

## 四、颤动与扑动

### （一）心房颤动

1.概述

心房失去协调收缩，呈快速乱颤，称为心房颤动。心房频率为350次/min左右，心室率快且极不整齐，为100～160次/min。临床检查可见心音强弱不等、有脉搏短绌等。心房颤动可呈阵发性，也可呈持续性，轻者无症状，重者可致心悸、气短及胸闷等。二尖瓣狭窄合并快速房颤可致肺水肿。心房颤动是老年人常见的心律失常，约占老年人心律失常的20%。

2.病因

常见于心脏及传导系统退行性病变（约占60%）。

肺源性心脏病引起的心房颤动约占20%，若肺功能较差，则呼吸功能改善后可使心房颤动自然消失，否则即使复律，心房颤动也极易复发。

高血压心脏病（约占10%）。

冠心病、甲状腺功能亢进症、预激综合征等。

由风湿性心脏病引起的心房颤动，若心脏明显扩大，并有心功能不全者，心房颤动不宜复律。

无明显原因的特发性心房颤动。

3.治疗

减慢心室率：①口服地高辛，使心室率降至100次/min以下，其中8%患者可以转成窦性心律。由于房颤时心排血量减少，具有正性肌力作用的洋地黄制剂常为首选。②心功能较好者可以口服维拉帕米40～80 mg，或氨酰心安25 mg，或美多心安50 mg，每日3次。

转复成窦性心律：①药物心律转复法。对发病时间72 h以内，超声心动图证实无二尖瓣疾病和左心衰竭者，可用氟卡胺2.0 mg/kg，静注1次，不少于15 min完成。成功后口服索他洛尔80 mg，2次/d，维持窦性心律，或交替口服氟卡胺50 ~ 100 mg和乙胺碘呋酮200 mg，1次/d。如用胺碘酮，按每千克体重5 mg给药，一般先用150 mg加入5%葡萄糖50 ~ 100 mL中静脉点滴，若未复律，再加150 mg。据报道，每千克体重5 mg给药不致心肌收缩力的抑制，而每千克体重10 mg可致心功能减退。若有奎尼丁，则剂量宜小，以每日0.4 ~ 0.6 g为宜，无效时不必再加大剂量。老年人对奎尼丁的毒性作用较为敏感，使用时应慎重。②直流电心律转复。对发病时间少于12个月，经超声心动图、甲状腺功能试验和胸部X线检查，证实无明显瓣膜疾病、左心室功能无严重障碍、左心房直径小于50 mm者，可选取进行一个月的抗凝治疗，然后用100 ~ 150 J电量进行直流电击，成功后，再按前述方法口服抗心律失常药物，随访2年。

抗凝治疗：心房颤动不论是否伴有二尖瓣狭窄均易致动脉栓塞，尤其是脑动脉栓塞。动脉栓塞常见于房颤发生的数日至数周以及转复后，据报道，有卒中危险因素而未经抗凝治疗者，每年有4% ~ 5%的人发生卒中。因老年房颤患者发生卒中的脑损害较重，有半数以上患者致死或遗留严重残疾，故抗凝治疗用以预防房颤患者的卒中已成定论，抗凝剂可选用阿司匹林50 ~ 300 mg，每日1次口服。如果发生了动脉栓塞，急性期可以滴注肝素，恢复期常用新抗凝或华法林等药物口服，使凝血酶原时间长至对照值的2倍。

**（二）心房扑动**

1. 概述

心房扑动时P波消失，代之以规整的扑动波（F波），频率250 ~ 350次/min，房室传导比例不等，从2∶1 ~ 4∶1，心室率125 ~ 175次/min，QRS不增宽，药物治疗后室率可减慢，心房扑动常不稳定，有时可以转变成心房颤动。

2. 病因

同心房颤动。

3. 治疗

减慢心室率，改善血液循环：主要使用延缓房室传导的药物。通常首选洋地黄制剂，如地高辛0.25 mg每日1 ~ 2次。或者静脉注射毛花苷C 0.4 ~ 0.8 mg。如果患者心功能尚好，也可使用维拉帕米口服或静注。

将心房扑动转变为窦性心律：给予较大剂量的洋地黄，地高辛首剂0.5 mg，以后每4 h 0.25 mg，直至总量达3 mg，或者毛花苷C静脉注射，1 d总量可达1.2 mg，可使部分心房扑动转变成窦性心律，但要谨防洋地黄中毒。心功能较好者，可以口服或静脉注射维拉帕米，或给予奎尼丁0.2 g，3次/d。最有效的转复方法是电转复律，可用

20～40 J小量直流电同步转复，成功率达90%以上。

防止复发：转复成功后，要长期口服地高辛维持，0.125～0.250 mg，1次/d，或口服奎尼丁0.2 g，3次/d，防止复发的根本方法是去除病因，例如手术治疗风湿性心脏瓣膜病。顽固性心房扑动引起血流动力学障碍者可试用电消融治疗。

**（三）心室扑动与颤动**

1.概述

心室扑动与颤动均为致命性心律失常，多见于严重心脏病、中毒与临终状态，发作时血压迅速降至0，继而意识丧失，应分秒必争进行抢救。心室扑动时，心电图QRS–T波消失，变成正弦样波形，每分钟150～250次。心室颤动是心电图变成振幅不等、大小不一的颤动波，每分钟150～300次。

2.治疗

现场急救：立即去除病因。及早进行心肺功能复苏及直流电非同步除颤，使用能量300～400 J。

预防复发：可长期口服有效抗心律失常药物，如胺碘酮，或者安装心脏自动转复除颤器（AICD与PCD）。

# 第五章 老年代谢与内分泌系统疾病

## 第一节 糖尿病

### 一、概述

糖尿病属于代谢障碍疾病，其主要特征为血糖水平升高。这种高血糖状态通常由胰岛素分泌不足或身体对胰岛素的利用效率下降引起，有时两者兼而有之。长期处于高血糖环境下，患者可能会遭受多种器官损伤，尤其是眼睛、肾脏、神经系统以及心血管系统，导致这些部位的功能衰退甚至衰竭。老年糖尿病特指那些在60岁之前已经出现并持续至60岁以上的情况，或是60岁之后首次发病的病例。

糖尿病作为一种全球性流行病，其发病率正在逐年攀升。此外，随着个体年龄的增长，患病的风险也相应增加。鉴于全球范围内人口老龄化现象日益显著，老年群体中的糖尿病患者数量也在不断增加，糖尿病已成为老年人中极为普遍且频繁出现的一种病症。

导致糖尿病发病率上升的因素众多，除了缺乏运动和高热量饮食导致的肥胖问题外，人口老龄化现象也是不容忽视的关键因素之一。随着人们生活条件改善及平均寿命延长，老年人口比例显著增加，这直接导致了老年群体中糖尿病患者数量的增长；此外，得益于糖尿病治疗技术的进步，更多早期确诊并接受有效管理的患者能够存活至晚年；同时，老年人体内特定病理生理变化以及潜在遗传因素共同作用也增加了其在生命后期患糖尿病的风险。值得注意的是，研究表明半数以上的老年糖尿病患者并未意识到自身患病状况。

### 二、病因及发病机制

关于老年人为何较易患上糖尿病及其具体机制，至今尚未得到全面解释。普遍认为，这种疾病的发生是由多种因素共同作用所致，这些因素最终导致了胰岛素分泌量下降或（和）胰岛素功能障碍，从而引发病症。此外，该病还会引起糖、脂肪、蛋白质三大营养物质的代谢异常，以及水分与电解质平衡失调的问题。

**（一）遗传因素**

老年阶段新发糖尿病患者大多为2型糖尿病，但也有部分病例属于1型糖尿病。消瘦的老年糖尿病患者有时会表现出与年轻1型糖尿病患者相似的自身免疫性疾病特征，如抗胰岛细胞抗体的存在及明显的胰岛素缺乏现象。由此可见，无论是1型还是2型糖尿病，在老年人群中都有可能发生。此外，遗传因素在两种类型的糖尿病中均扮演着重要角色，表现为家族史阳性率较高：国内数据显示这一比例为10%～20%，且女性高于男性；而国外报道则指出这一比例位于25%～50%。这种遗传倾向具体表现为对疾病易感性的增加。对于1型糖尿病而言，它与组织相容性抗原（HLA）之间的关联尤为显著，特别是HLA-DR抗原；相比之下，2型糖尿病未发现特定的HLA标志物。研究表明，遗传变异可导致胰岛素原向胰岛素转化过程中出现障碍，或引起胰岛素分子结构的变化；某些情况下，则是由于胰岛素受体基因存在缺陷所致。随着平均寿命的增长，因遗传因素而导致糖尿病风险增加的人数也在逐渐增加。

**（二）肥胖**

相较于非老年群体，老年人中肥胖的比例显著较高。肥胖状况能够引发胰岛素抵抗现象，具体表现为肌肉组织对胰岛素的反应减弱，由胰岛素介导的糖原合成速度、葡萄糖吸收及磷酸化过程均出现明显下降；在脂肪细胞层面，其对葡萄糖的摄取能力亦呈现下降趋势。此外，肥胖个体还存在胰岛素与其受体结合效率降低的问题，同时伴随着骨骼肌内胰岛素受体量减少的情况，导致胰岛素受体基质1的磷酸化水平降低，并且影响到葡萄糖转运子4的正常转位功能。值得注意的是，在肥胖的老年群体中，胰岛素分泌量也有所减少。肥胖还削弱了肝脏抑制肝糖生成的能力，从而增加了肝脏产糖量。老年期肥胖主要体现为中心性（腹型）肥胖，即腰/髋比（WHR）显著上升。中心性肥胖是2型糖尿病发病的重要诱因之一，此类肥胖人群的胰岛素敏感度较低。

在肥胖状态下，由于胰岛素抵抗现象的存在，机体需要分泌更多的胰岛素才能达到与正常体重个体相仿的血糖降低效果。因此，在不同的时间阶段内，肥胖者的血浆胰岛素浓度及其释放总量均显著高于非肥胖者，显示出明显的高胰岛素血症特征。值得注意的是，这种高水平的胰岛素与血液循环中单核细胞、脂肪组织、骨骼肌以及肝脏上胰岛素受体的数量之间存在着负相关关系。高水平的胰岛素能够调节这些受体的敏感度，导致其对胰岛素的亲和力下降，从而进一步加剧了胰岛素抵抗状况，形成了一种负面反馈循环。

**（三）胰岛素抵抗**

在老年糖尿病的发展过程中，胰岛素抵抗扮演着至关重要的角色。这种现象主要体现在外周组织（如肌肉、脂肪和肝脏）对胰岛素的敏感度下降以及反应能力减弱，从而限制了葡萄糖的有效利用。胰岛素抵抗可以发生在三个不同的层面：受体前水平、受体水平以及受体后水平。随着年龄的增长，在老年糖尿病患者中，B细胞分泌的胰岛素原比例有所增加，尤其是在葡萄糖负荷条件下，循环血液中的胰岛素原占总分泌量（即胰岛素加上胰岛素原）的比例约为22%，相比之下，非老年人群这一比例仅为15%左右。尽管胰岛素原能够抑制肝糖生成，但其效力仅为胰岛素的约十分之一。此外，部分老年人的血清胰高血糖素浓度也呈现上升趋势。上述变化可能促进了受体前水平的胰岛素抵抗现象。对于老年糖尿病人群来说，他们体内的胰岛素受体数量减少，这主要与肥胖状况相关联，而衰老本身并不直接导致胰岛素受体数目减少。因老化引发的受体后缺陷包括胰岛素受体自磷酸化障碍、胰岛素受体基质磷酸化问题、信号传导异常以及葡萄糖转运蛋白4（GLUT-4）定位障碍等。

#### （四）胰岛素分泌减少

随着年龄的增长，人体内胰岛A细胞与B细胞的比例发生变化，表现为A细胞数量增加而B细胞数量减少。此外，B细胞还会老化并且功能下降。这种随增龄发生的生理变化会导致老年人的糖耐量降低，且其程度与胰岛素分泌量呈正相关。通过胰岛素释放试验观察到，在糖耐量下降的同时，胰岛素水平也呈现出下降趋势，并伴有释放延迟的现象。对于老年群体而言，他们通常会表现出第一时相胰岛素释放的缺陷；而在老年糖尿病患者中，尤其是在疾病早期阶段，餐后胰岛素的第一时相分泌可能已经消失。值得注意的是，相较于体型偏瘦的老年患者和年轻患者，肥胖的老年糖尿病患者的葡萄糖刺激下胰岛素释放并未受到明显损害，其第二时相分泌基本保持正常状态。这表明，肥胖型老年糖尿病患者在发病初期主要表现为胰岛素抵抗，而体型消瘦的老年患者及年轻患者则更多地表现为由葡萄糖诱发的胰岛素分泌障碍。

老年群体中常见的糖尿病类型多为2型糖尿病，其特征之一是胰岛素的分泌量下降，并且与胰淀素合成及分泌水平上升相关。胰淀素是一种由胰岛B细胞产生的激素，含有37个氨基酸序列。已有证据表明，这种天然存在的多肽具有对抗胰岛素生物活性的作用。研究发现，当胰淀素在胰岛细胞内过度累积时，可能会引起胰岛组织损伤；此外，随着胰岛内部胰淀素沉积量的增加，患者的糖尿病症状也会变得更加显著。

### 三、临床表现

#### （一）老年糖尿病具有不典型的临床表现

在2型糖尿病患者中，老年人所占比例高达95.2%，这类人群常伴有肥胖症状，且疾病发展过程较为缓慢和平稳。典型的糖尿病特征表现为“三多一少”，即频繁饮水、排尿增多、食欲增加及体重减轻。然而，随着年龄的增长或身体老化，这些典型症状在老年群体中的表现可能会有所不同。由于老年人对口渴的感知能力下降，他们往往不会表现出明显的多饮或多尿现象；同时，肾脏对于血糖水平升高的反应阈值随年龄增长而提高，这导致即使血糖浓度已超出正常范围，尿液检测也可能显示为阴性结果。

据统计，只有17%~41%的老年糖尿病患者会显示出上述经典症状，这意味着大多数该年龄段内的糖尿病患者缺乏典型的临床表现。此外，由于老年人对外界刺激如口渴的感受减弱以及补充水分的习惯不佳，由高血糖引发的脱水状况变得更加普遍。当首次出现相关症状时，老年患者的病情通常比年轻患者更为严重。实际上，许多老年糖尿病病例是在常规体检过程中通过测量血糖和尿糖水平被发现的，或是因其他并发症就医检查时才得以确诊。

**（二）老年糖尿病常见并发症**

1.感染

糖尿病患者面临较高的并发感染风险，这些感染反过来又会加剧糖尿病的症状和病情，提高控制难度，并可能引发酮症酸中毒。其中，呼吸道感染最为普遍，其次是泌尿系统感染。这类患者的易感性与高血糖水平、内分泌及代谢功能紊乱、血管损伤以及神经系统问题密切相关。以下是几种常见的感染类型。

呼吸系统感染：在老年糖尿病患者中，呼吸系统的感染较为普遍，其中肺炎尤为突出，且这类患者容易发展成中毒性休克状态。常见的致病微生物包括肺炎链球菌、金黄色葡萄球菌及克雷伯氏杆菌等，部分病例由革兰氏阴性菌引起。此外，肺结核的发病率也相对较高，这些患者的肺部易出现广泛性的干酪样坏死，并快速形成空洞结构。值得注意的是，这种情况还可能诱发酮症酸中毒，而反复发作的酮症酸中毒又进一步促进了结核病的发展，两者之间形成了一个不利的循环。因此，由于血糖控制不佳，许多患者最终发展成为活动性肺结核。

泌尿系统感染：老年女性糖尿病患者较易并发泌尿系统的相关感染，其中膀胱炎与肾盂肾炎最为普遍。在严重情况下，可能会导致急性肾乳头坏死的发生，而革兰氏阴性菌是引起此类病症最常见的病原体之一。由于广谱抗生素的不当使用，还可能导致真菌感染。部分患者可能表现出无症状性的菌尿情况，其尿液中的细菌数量超过$10^6$CFU/mL。对于伴有神经源性膀胱功能障碍而导致尿潴留的情况，发生尿路感染的风险更高。坏死性肾乳头炎作为一种急性的感染性疾病，临床特征包括发热、血尿以及尿液中出现坏死的肾乳头组织碎片、肾绞痛，同时伴有快速发展的氮质血症（或突然恶化的肾功能）。因此，及时采取积极有效的治疗措施来控制尿路感染以预防该并发症显得尤为重要。

皮肤及软组织感染：在老年糖尿病人群中，皮肤感染较为常见。临床上常见的细菌性皮肤病包括疖、痈、毛囊炎以及汗腺炎等，其中金黄色葡萄球菌是最主要的致病因素之一。除此之外，蜂窝织炎和下肢溃疡也是该群体中经常遇到的问题，特别是下肢部位的感染性溃疡往往由革兰氏阳性菌与革兰氏阴性菌共同引起，例如金黄色葡萄球菌、变形杆菌属以及假单胞菌属等微生物。当厌氧菌参与感染时，X射线检查或局部观察可能会显示出气体的存在。严重的化脓性皮肤病变可能导致干性或湿性坏疽的出现；由于糖尿病患者体内环境有利于细菌扩散，因此他们更容易发展成为败血症状态，从而面临较高的死亡风险。此外，真菌感染也是这类人群需要警惕的一类疾病，涵盖多种皮癣菌病及念珠菌属引起的黏膜炎症，如外阴部炎症、包皮炎、甲周炎、会阴瘙痒、阴道炎以及口角炎等。老年人常因皮肤干燥而经历局部或全身性的瘙痒问题。值得注意的是，深层真菌感染可能对患者的生存构成威胁。

败血症是一种由局部感染源扩散至血液循环系统所引发的全身性严重化脓性感染疾病。常见的致病微生物主要为革兰氏阴性菌，例如大肠埃希菌、产气杆菌、变形杆菌及铜绿假单胞菌等；此外，白色念珠菌、链球菌以及金黄色葡萄球菌同样能够导致该病症。患者的临床表现通常以突发高热、寒战以及整体状况恶化为特征，随后迅速发展成严重的生理机能障碍。特别是由革兰氏阴性菌引起的病例，患者往往会出现休克症状，并且容易并发酮症酸中毒或高渗性昏迷等情况，使得其死亡率相对较高。当糖尿病患者并发此类感染时，由于影响范围广泛且病情复杂多变，治疗难度显著增加。在疑似发生败血症的情况下，建议在开始使用抗生素之前采集血液样本3～4次进行培养，每次采样之间至少间隔1 h，每份样品量应在10～30 mL之间。根据实际情况，可能还需要额外送检以检测厌氧菌或真菌的存在。

其他感染情况包括：急性牙周病，其特征是牙齿变得松动、牙周区域出现脓液以及牙槽骨吸收等症状，在糖尿病得到有效管理后，这些症状通常会有所改善。此外，毛霉菌可导致毛霉菌病；假单胞菌则可能引发一种主要发生在糖尿病患者中的严重外耳道炎，当老年患者报告有剧烈耳痛时，应考虑此病的可能性；梭状芽孢杆菌能够引起气肿性胆囊炎，这种疾病具有较高的死亡率；而由多种微生物（如产气菌、需氧菌或厌氧菌）共同作用引起的坏死性蜂窝织炎，常见于梭状芽孢杆菌属与肠杆菌属之间，同样也伴随着高死亡率。

2. 糖尿病性心脏病

老年糖尿病患者往往面临较为严重的心血管并发症，统计数据显示70%～80%的此类患者最终因心血管问题而去世。由于糖类、脂肪及蛋白质等物质的代谢异常加剧，心脏及其大血管乃至微小血管均受到影响。值得注意的是，这些损害可能在糖尿病尚未表现出明显症状时就已经开始发展。多数研究者认为，糖尿病可以直接导致心脏病的发生，这一现象被称为糖尿病性心脏病。它主要表现为四种形式：一是冠状动脉疾病；二是由糖尿病引发的心肌病；三是心脏微血管损伤；四是心脏自主神经系统功能障碍。

糖尿病性心脏病中，冠心病的发病率居首，其并发情况可能是由多种因素共同作用所致。独立的风险因素包括糖耐量下降、年龄达到或超过60岁、肥胖症、高血压、高胆固醇水平、高三酸甘油酯以及有吸烟习惯。冠心病可能引发的心脏问题有心绞痛、充血性心脏衰竭、心肌梗死乃至猝死。对于患有糖尿病的人来说，他们的冠状动脉病变往往更加广泛且多发于多个分支或者深入到较小的血管中；一旦确诊为冠心病或心肌梗死，通常会发现存在多条冠状动脉受损的情况。急性心肌梗死或突然死亡案例中常有冠状动脉内部形成血栓的现象。患者糖尿病状态下，血液凝固功能出现异常，表现为血小板聚集能力增强、纤维蛋白原浓度上升及纤溶酶原激活抑制剂（PAI）增加等。不论是胰岛素水平过高还是过低都可能会加快动脉硬化的进程，但具体机制尚需进一步研究。在导致糖尿病患者发生冠心病的各种风险因素中，高血糖与血脂异常占据了半数以上。

研究表明，在冠状动脉造影结果正常的部分老年糖尿病患者中，即使心力衰竭症状未显现，其左心室功能也已出现异常。这表明心肌损伤可能早已发生，这种情况被一些研究者称为糖尿病性心肌病，并被认为是一种特定类型的心肌疾病。该病症患者的特征包括心肌重量增加、心脏腔体扩大、心肌颜色偏白且质地较为坚实，触感类似于蜡质。通过电子显微镜观察可以发现，这类患者心脏微血管的基底膜增厚，心肌壁内微血管PAS染色阳性率较高；此外，心脏微血管周围结缔组织含量上升，小动脉中层细胞数量增多，以及存在心脏微血管瘤等现象，这些变化被认为是糖尿病导致的心脏微血管特异性病变。糖尿病性心肌病的发生与心肌壁内微血管异常、血液流变性质改变、凝血机制障碍及糖酵解过程受阻等因素密切相关。如果患者同时患有高血压，则会进一步提高心肌病的风险，甚至加重病情。根据临床表现的不同，糖尿病性心肌病大致可分为三个阶段：第一阶段为隐匿期心肌病，在此期间只有当心脏受到额外压力时才会表现出心功能不全的症状；第二阶段则进入早期心肌病阶段，主要表现为舒张功能受损的限制性心肌病特征；而到了第三阶段即晚期心肌病阶段，其临床表现与典型的扩张型心肌病相似。

糖尿病引发的心脏自主神经系统功能损伤是老年患者中较为普遍的一种并发症，它反映了糖尿病对神经系统全面影响的一部分。这种病变主要由冠状动脉及微血管的病理变化引起，导致供给神经组织血液与养分的血管受到损害并逐渐闭塞；同时，伴随神经血管的硬化加剧，进一步阻碍了神经细胞获得必需的营养和血液循环。在糖尿病心脏自主神经病的初期阶段，患者可能表现出静息状态下持续性的窦性心动过速现象，且不易通过β受体阻滞剂得到缓解，这通常意味着迷走神经功能已受损。当病情进展至交感神经也受到影响时，尽管心率会有所下降，但仍无法恢复到患病前的状态。

随着疾病的发展，心脏对于外界刺激的反应能力减弱，表现为心跳速率波动极小或呈现固定模式，不同于健康个体日间心率较快、夜间睡眠期间因迷走神经活动增强而减慢的特点。然而，在患有此病的老年人身上，夜晚心率减缓的现象变得不明显甚至消失，表明正常的昼夜节律性心率变化丧失。此外，当自主神经系统中的交感成分受损后，患者可能会有直立性低血压问题。值得注意的是，由于感觉神经受损以及去神经化作用，老年糖尿病患者还容易发生无痛性心肌梗死。

关于糖尿病引起的心脏微血管异常的研究相对较少，通常将其视为糖尿病导致的微血管问题的一部分，并认为它与其他类型的糖尿病心脏病之间存在联系。

3. 高血压

目前对于糖尿病患者并发高血压的具体机制尚不完全明了，但研究表明这一现象可能与主动脉的硬化过程、胰岛素抵抗或高胰岛素水平导致的小动脉阻力增加，以及由糖尿病引发的肾脏疾病和肾动脉粥样硬化造成的肾动脉狭窄等因素密切相关。

在老年糖尿病患者中，高血压的发生往往表现为收缩期高血压，这主要是由于大动脉弹性减弱所引起的。初期阶段，此类病症可能并无明显症状，但部分患者可能会经历头痛、眩晕、视觉模糊、耳鸣以及睡眠障碍等症状。随着病情的发展，血压持续升高会导致心脏、大脑及肾脏等重要器官的功能受损，这种情况与血压升高带来的直接影响及其加速的动脉粥样硬化过程密切相关。此外，糖尿病合并高血压还具有以下两个显著特征：一是肾素活性处于正常水平或表现为低肾素活性型高血压；二是患者可能存在卧位时血压偏高而站立时血压偏低的现象。

4. 高渗性非酮症糖尿病昏迷

此类状况在老年糖尿病患者中较为常见，其死亡率极高，范围在40%～70%。临床表现主要包括严重的高血糖、高血钠浓度、高血浆渗透压、严重脱水以及缺乏显著酮症特征，并伴有逐渐加重的意识障碍。可能的诱发因素包括急性感染、手术、烧伤、急性心肌梗死、脑血管事件等应激状态；此外，使用如糖皮质激素、甲状腺激素、免疫抑制剂、利尿剂或甘露醇等能够提升血糖水平的药物也可能导致该情况的发生；过量摄入葡萄糖溶液、接受静脉营养支持或食用含糖量高的食物同样为潜在诱因之一；饥饿、水分摄取受限、呕吐或者腹痛等情况均可能导致脱水现象加剧；老年人由于对口渴感觉不够敏锐，主动饮水量较少，因此更容易出现脱水症状；当并发糖尿病肾病时，肾脏对于血糖的过滤能力降低，进而使得体内血糖清除效率下降。

疾病的发作通常较为缓慢，可能需要数天至数周的时间逐渐显现。此类情况下，患者的血糖水平一般会达到或超过33.3 mmol/L，血清钠浓度则保持正常或者高于145 mmol/L，同时血液渗透压至少为350 mmol/L。此外，血尿素氮与肌酐的指标也可能有所上升。由于渗透性利尿失水，患者可能会有更加严重的糖尿病相关症状，如极度口渴、频繁饮水及排尿增多、体力衰弱、食欲减退乃至恶心呕吐和腹部不适等症状。随着疾病的发展，还可能出现站立时或躺下时血压下降的现象。进一步恶化可能导致重度脱水以及一系列神经系统问题，表现为皮肤和黏膜显著干燥、血压显著降低甚至休克状态，意识水平也会受到影响，从轻度嗜睡到烦躁不安再到神志不清、定向力受损直至最终陷入昏迷状态。神经系统的异常表现还包括失语症、视野缺损、偏侧肢体无力、眼球不自主运动或斜视现象，以及局灶性或全身性的癫痫发作。除此之外，心血管系统也容易并发严重并发症，比如心肌梗死、心跳节律异常、肾脏功能衰竭等。在某些案例中，体温可能急剧升高至40℃以上，并伴随脑血管栓塞事件发生，这使得该病具有很高的致死率。

5.糖尿病性乳酸酸中毒

老年人患有糖尿病时，较易并发乳酸性酸中毒。在正常的生理状态下，人体内乳酸的生成与消除维持着动态平衡。然而，当特定因素导致乳酸生成过量或其代谢过程受阻时，乳酸会在体内异常累积，进而引发代谢性酸中毒现象，即所谓的乳酸性酸中毒。这种情况后果极为严重，具有较高的死亡风险。

触发因素：伴有严重的心脏、肝脏、肺部或肾脏疾病及动脉粥样硬化，胰岛素分泌量低于正常水平，使用双胍类药物治疗糖尿病，并发症如糖尿病酮症酸中毒（DKA）和高渗性非酮症昏迷等情况。

该病症的临床特征包括极度疲乏、恶心及呕吐，伴随有脱水现象以及呼吸深快（Kussmaul呼吸）。值得注意的是，在呼出气体中并未检测到酮体气味。此外，患者可能出现嗜睡、反应迟钝乃至意识丧失的情况；随着病情恶化，还将观察到血压降低、休克状况以及多系统器官功能障碍等严重并发症。乳酸性酸中毒有可能与糖尿病酮症酸中毒（DKA）或高渗状态下的昏迷并发出现，统计数据显示10%～15%的DKA病例会合并乳酸性酸中毒，而这一比例在高渗性昏迷中则高达约50%。

当发生乳酸性酸中毒时，患者的血液pH值会降至7.30以下，同时血中乳酸浓度达到或超过5 mmol/L，并且阴离子间隙显著增大，通常超过18 mmol/L。

6.糖尿病性神经病变

糖尿病引发的神经损伤可能影响到神经系统中的任何一个部分，大约19%的病例以神经功能障碍作为疾病首次显现的症状。很多患者在被确诊为糖尿病的同时接受神经电生理测试，结果显示已存在异常状况。大多数情况下，患者会在患病2～3年后开始有相关症状；而对于那些病程超过10年的个体来说，约90%的人会发展成某种程度上的神经损伤。尤其值得注意的是，老年群体中观察到的这种并发症往往更为严重。

糖尿病性神经病变的出现涉及多种因素，其中包括微血管异常、多元醇通路代谢增强、肌醇水平下降、脂质代谢紊乱、自由基生成增加、非酶糖基化作用加强以及神经营养因子不足等。

糖尿病性神经病变主要分为两大类：周围神经损伤与中枢神经系统受损，其中以周围神经损伤更为普遍。这种类型的病变通常在下肢表现得尤为明显，其特征为病程隐蔽且发展缓慢，具体表现为单一或多发性的神经炎症、颅神经异常以及自主神经系统功能障碍。

在并发单发性神经炎的情况下，患者可能会有片状感觉缺失。对于多发性神经炎，则可能观察到套式或节段性的感觉障碍现象。这类患者通常会在受累神经支配的区域经历自发性的疼痛以及各种异常感觉，比如麻木、蚁行感或是烧灼感。疾病早期阶段，患者对刺激过度敏感；而随着病情进展，这种敏感度会逐渐降低直至完全丧失感知能力。此外，运动功能也可能受到影响，表现为腱反射减弱乃至消失，其中跟腱反射的丧失尤为常见。部分病例中还可能出现肌肉萎缩，这主要体现为肢体近端的力量下降和体积缩小，且此状况可与多发性神经病变共存。免疫疗法被证明对此类病症具有一定的治疗效果。值得注意的是，如果老年群体突然出现站立困难的情况，则应考虑是否由上述疾病引起。

颅神经疾病通常发病迅速，常见症状包括动眼神经、外展神经、面神经及三叉神经的麻痹现象，同时伴有听觉功能障碍，具体表现为神经性耳聋或突发性听力丧失。在老年糖尿病患者中，单发性的动眼神经损伤尤为普遍，其主要特征为仅影响眼球外部肌肉的功能，而内部肌肉不受波及，瞳孔大小保持正常状态。此类病症预后相对乐观，多数情况下能在数周内自行恢复。

7.糖尿病脑血管病

在患有糖尿病的老年群体中，有脑血管疾病的患者占比20.4%～24.6%，这一比率是非糖尿病患者的两倍多。其中，最常见的临床类型为脑血栓形成，约占所有病例的78.2%。主要的病理变化体现在中小动脉粥样硬化以及微血管内皮下基底膜增厚上。此类疾病的发生与胰岛素分泌异常、脂质代谢障碍、高血糖状态及血液组成成分和血液循环动力学的变化密切相关。从临床表现来看，可以分为两大类：一类是由于长期存在的脑动脉硬化所引起的症状；另一类则是急性发作的脑血管事件。

脑动脉硬化主要涵盖了脑动脉粥样硬化、小动脉硬化及玻璃样变性等病理变化，这些变化导致了脑血管壁的退行性改变，进而引发了一系列急性且广泛分布于大脑组织内的功能障碍。其临床表现多样，从轻微的认知功能下降到严重的神经精神症状均有涉及，具体表现为神经衰弱综合征、由脑动脉硬化引起的痴呆以及假性延髓麻痹等症状。患者通常会有头痛、头晕、记忆力减退、注意力分散等问题，并伴有情绪波动加剧或睡眠模式异常（包括过度嗜睡或失眠），但体检时往往未发现明显的神经系统阳性体征。随着病情的发展，患者可能会有性格上的显著变化，如思维变得贫乏、情感表达能力下降、主动性降低、定向能力受损等情况，记忆问题也逐渐加重。到了疾病晚期，患者的情感反应可能极度衰退，日常生活自理能力严重受限，甚至可能出现大小便失禁的问题。当微血管病变导致的缺血区域影响到双侧皮质延髓束时，还可能导致发音不清、吞咽困难（如喝水时容易呛咳）、下颌反射增强、掌颏反射阳性以及腱反射亢进等体征，部分病例中亦可见到震颤麻痹的表现。

急性脑血管疾病中，缺血性脑卒中的发生率最高。此类病症通常表现为突然出现的一侧肢体无力或无法活动的情况，症状往往在几分钟至数小时内加剧，并可能在半天到两天内达到最严重状态。该病常于患者处于睡眠中或是刚醒来时发作。大脑局部损伤的具体表现形式取决于受到损害的血管所供应的区域。

老年糖尿病患者往往脑梗死多，脑出血少，中小梗死多、多发病灶多，椎-基底动脉梗死多。脑出血少可能由于糖尿病时血管壁增厚，降低了小动脉壁纤维样坏死和破裂的机会。

8.糖尿病下肢动脉硬化闭塞症

糖尿病下肢动脉硬化闭塞症是糖尿病常见的大血管并发症，老年糖尿病较易发生，60岁以上的患者发生股动脉闭塞者达67%。主要病理改变为动脉粥样硬化，管壁增厚、管腔狭窄和血栓形成，最终导致动脉闭塞、局部组织缺血。其发生与高胰岛素血症、高血糖、脂质代谢失常、氧自由基形成增多及血液成分、血流动力学异常改变等有关。

患者早期常感小腿及足部发凉、乏力、麻木等，行路不能持久，小腿乏力加重，休息2～3 min后消失；病情进一步发展，表现为间歇性跛行，患者在行走一段路程后，小腿腓肠肌和足部出现酸痛或痉挛性疼痛而被迫停步，站立或稍休息后缓解，疼痛部位可反映病变部位，患肢用热水浸泡时，血管扩张、血供增多可减轻疼痛，但如闭塞血管不扩张，疼痛反而会加重。当病变加重时，由于肢体进行性缺血和缺血性神经退行变，患肢出现静息痛。肢体疼痛常在安静休息时出现，持续性或间歇性加重，伴感觉异常（蚁走感、麻木、烧灼感、针刺感、肢端发凉），以夜间为甚，患者常于夜间坐于床沿，屈膝、双足下垂或起床行走，局部按摩等可减轻小腿和足部难以忍受的痉挛性疼痛；严重者白昼及夜间均出现疼痛和感觉异常，当肢体动脉闭塞，导致肢体远端及足趾缺血、缺氧、坏死时则引发下肢溃疡和坏疽。

9.糖尿病性肾病

糖尿病引起的肾脏并发症复杂而多样，主要包括糖尿病性肾小球硬化症、肾小动脉硬化症、肾小管上皮细胞变性、急性或慢性肾盂肾炎及肾乳头坏死等。糖尿病肾病（DN）一般指糖尿病性肾小球硬化症，它具有不同于其他肾脏病变的特殊病理改变，是一种以糖尿病慢性微血管病变损害为主的肾小球病变。DN起病隐匿，早期表现为尿中排出微量白蛋白，继之出现临床蛋白尿，最后进展为慢性肾功能不全、终末期肾病，是糖尿病引起死亡的主要原因。流行病学调查表明，严格控制血糖可减少DN发病风险。DN发病除了代谢失控外，还受遗传等因素的影响。并非所有的糖尿病都将发展为肾病，约40%的患者最终进展为肾病。老年糖尿病患者发生率较高，老年2型糖尿病伴慢性肾功能不全者约为1型糖尿病的8倍。研究表明，微量白蛋白尿是预测老年糖尿病长期死亡率最好的指标。

10.糖尿病性视网膜病变

糖尿病性视网膜病变在糖尿病的常见微血管并发症中居首位，老年糖尿病患者并发糖尿病性视网膜病变者占27.1%～41.2%，有眼底小动脉硬化者占56%～60%。糖尿病性视网膜病变的发生率与糖尿病的病程长短和病情控制好坏关系密切，病程越长，病情控制越差，视网膜病变发生率越高，病变也越严重。

视网膜微血管功能和结构紊乱、血液成分及血流变学改变是视网膜病变发生的基本机制。糖尿病视网膜病变的病理基础为血管壁增厚、内皮细胞水肿和玻璃样变，以及出血或诱发血栓形成而致血管阻塞。其基本病理改变主要为毛细血管周细胞丧失、微动脉瘤形成、血管基膜增厚、小动静脉交通支形成、视网膜血管通透性增加、视网膜缺血、视网膜前或玻璃体内纤维血管性及胶质组织增生等。

11.糖尿病足

老年糖尿病患者并发糖尿病足占2.8%～4.5%，糖尿病足的病变基础是神经和血管病变，而感染则加重其病变，老年糖尿病患者病情控制不佳，血管和神经因素几乎同等重要。

糖尿病足病变为萎缩性病变，基础病变为溃疡和坏疽，当感染严重时可出现发热等全身症状，临床表现为皮肤瘙痒、干燥、无汗、毳毛少，颜色变黑伴有色素沉着，肢端凉，或浮肿或干燥；肢端感觉异常，包括刺痛、灼痛、麻木，以及感觉迟钝或丧失，可出现脚踩棉絮感，常有鸭步行走、间歇跛行、休息痛、下蹲起立困难；肢端肌肉营养不良；跖趾关节弯曲，形成弓形足、锤状趾、鸡爪趾、夏科（Charcot）关节等；肢端动脉搏动减弱或消失，血管狭窄处可闻及血管杂音；深浅反射迟钝或消失；肢端皮肤干裂，或形成水疱、血疱、糜烂、溃疡，出现足坏疽和坏死。

## 四、诊断及鉴别诊断

### （一）诊断标准

诊断标准：2次不同日空腹血糖≥7.0 mmol/L、出现症状且任何一次血糖（随意血糖）≥11.1 mmol/L或口服葡萄糖耐量试验（OGTT）后2 h血糖≥11.1 mmol/L。老年人应每年进行一次糖尿病筛查。在老年人群中，空腹血糖检测会漏诊大约31%的糖尿病患者，因此当临床表现不是很明显时，OGTT餐后2 h血糖检测非常重要。

### （二）鉴别诊断

老年糖尿病绝大多数为2型糖尿病，因此进行OGTT、胰岛素释放试验和C肽释放试验即可确诊。

特殊类型糖尿病：包括以往的继发性糖尿病，患者往往有原发病的一些特点，如醛固酮瘤，患者有高血压、低钾血症、血浆醛固酮水平增高，CT或MRI可见单侧肾上腺增生等发现；胰腺炎患者则有反复多次的急性胰腺炎发作史，胰岛素和C肽释放试验可帮助诊断。

药物影响糖耐量：噻嗪类利尿剂、呋塞米、糖皮质激素、口服避孕药、阿司匹林、吲哚美辛、硝苯地平、氟哌啶醇及三环类抗抑郁药等，长期大量服用可以抑制胰岛素释放或拮抗胰岛素的生理作用，从而降低糖耐量甚至引起糖尿病。

对于非糖尿病患者出现尿糖阳性的情况，可能的原因包括：①肾糖阈降低，这种情况通常由肾小管对葡萄糖重吸收能力减弱引起，但值得注意的是，患者的空腹血糖、餐后血糖以及口服葡萄糖耐量试验结果均处于正常范围。此类情况可见于家族性糖尿、慢性肾脏疾病或范可尼综合征等特定条件下。②餐后出现的糖尿现象，可能与甲状腺功能亢进、植物神经系统失调或严重的肝脏疾病相关联。③非葡萄糖尿，当尿液中含有半乳糖、果糖或者大量维生素C时，可能会导致班氏定性试验产生假阳性反应；此时，采用葡萄糖氧化酶法进行检测有助于区分真实情况。④应激性糖尿，在经历如心肌梗死、急性脑血管事件、重大创伤或手术等严重应激状态的危重患者中，由于体内升糖激素水平升高，可能会观察到暂时性的高血糖及尿糖现象；然而，一旦应激因素消除，这些指标通常会恢复至正常水平。

## 五、治疗

尽管糖尿病的具体成因及发病机制尚未完全明了，这使得彻底治愈该疾病仍属不可能之事。然而，在老年人群体中，即便其糖尿病症状轻微甚至无明显表现，患者却面临更多且往往更为严重的并发症，这对他们的健康乃至生命构成了重大威胁。此外，老年糖尿病患者还可能伴有认知功能下降、日常活动能力受限、抑郁情绪以及社交障碍等问题。因此，在制定长期治疗策略前，必须对患者进行全面的老年医学评估，涵盖个体的功能状况、预期寿命、社会经济支持体系以及个人的治疗偏好等多个方面。治疗计划的设计应充分考虑每位患者的特殊需求及其面临的独特挑战，采取综合全面的方法，并尽量简化医疗保健措施。对于老年糖尿病患者而言，治疗的主要目标在于提升生活质量，使其能够享有与非患病人群相似的生活状态；同时还要致力于预防或延缓并发症的发展，减轻已有的并发症带来的影响。尽管实现理想的血糖控制（如HbA1c＜7%）对于这一群体来说极具挑战性，且目前缺乏足够的研究证据表明强化治疗和严格管理对老年人有益，特别是基于循证医学的数据支持不足，但追求良好的代谢调控，使血糖、血脂水平及血压接近正常范围仍然是我们努力的方向。

**（一）糖尿病教育与心理治疗**

定期开展糖尿病教育活动，能够加深患者对疾病及其最新研究成果的理解，帮助他们以积极的态度面对疾病，并增强克服疾病的信心。此类教育实际上也是一种心理干预手段，有助于促进患者积极开展社交活动。心理干预的目标在于培养正面情绪，同时减少负面情绪的影响。对于老年糖尿病患者而言，正面情绪有利于维持体内环境的稳定；相反，负面情绪则会促使如生长激素、肾上腺素、去甲肾上腺素、胰高血糖素及肾上腺皮质激素等应激激素过量分泌，从而导致血糖水平上升，加重病情。

**（二）运动疗法**

运动疗法所带来的好处主要包括：减轻体重；减少体脂，并提高机体对自身及外来胰岛素的敏感度，从而达到降低血糖的效果；增加高密度脂蛋白水平的同时减少低密度脂蛋白与极低密度脂蛋白含量，有利于预防动脉粥样硬化性心脏病等疾病；增强免疫系统功能，提升应对压力的能力；改善情绪状态，对于抑郁症具有一定的防治作用。对于患有糖尿病的老年群体而言，实施运动治疗时需把握好适度原则。如果运动量不够，则难以实现上述健康效益；反之，若运动强度过大，则可能给已存在心脏问题的患者带来额外风险。因此，在确保安全的前提下，应当鼓励有意愿参与体育锻炼的老年患者积极参与运动。为了保证运动过程既高效又安全，建议遵循以下几点指导方针：运动过程中不出现任何心脏不适的症状；避免发生心律失常的情况；控制心率不超过推荐的最大值[（170－年龄）次/分钟]。散步和练习太极拳等活动形式非常适合老年人群，使用计步器记录日常步行量也是一种非常实用的方法。值得注意的是，正在接受胰岛素注射治疗的人应尽量避开药物作用高峰期进行身体活动，以防止低血糖。

**（三）饮食疗法**

许多患者仅通过调整饮食就能得到改善。鉴于老年人往往难以改变其长期形成的饮食习惯，在制订饮食计划时应尽量尊重他们原有的饮食偏好，避免做出过于剧烈的变动，以免患者感到不适或产生抵触情绪。

1.总能量

推荐的每日能量摄入量为每千克体重30～35 kacl（1 kcal=4.18 kJ）。

2.蛋白质、糖、脂肪的分配比例

蛋白质摄入量应占总能量的15%～20%，根据标准体重计算，每日推荐摄入量为每千克体重1.0～1.5 g。对于存在营养不良或患有其他消耗性疾病的个体，建议将这一数值调整至每千克体重1.5～2.0 g，即每天需要摄取60～90 g。然而，针对尿毒症患者及肝昏迷者，则应当适当限制蛋白质的摄入量。

糖：占总能量的50%～65%，200～350 g/d。

脂肪：摄入量应占每日总能量的20%～30%，根据标准体重计算，建议每人每天摄取0.6～1.0 g/（kg•d），这意味着总体上每日脂肪摄入量应在40～60 g。值得注意的是，饱和脂肪酸的比例不应超过1/3。对于血脂水平偏高、超重或患有冠状动脉疾病的人群来说，推荐将脂肪供能比例控制在不超过总热量的25%之内。

膳食纤维：建议每日摄入量至少达到35 g，富含此类成分的食物主要包括全谷物、麦麸、豆制品及各类蔬菜等。研究表明，适量增加膳食纤维的摄入有助于促进胰岛素分泌，并对预防某些结肠疾病具有积极作用。

**（四）口服降糖药**

1.磺脲类

这类药物主要作用于胰岛B细胞，能够促进胰岛素的分泌。此外，它们还能抑制肝脏中的糖异生，提高机体对胰岛素的敏感度，并增强细胞对于胰岛素的作用效果。此类药物包括甲苯磺丁脲（D860）、氯磺丙脲（P-607）、格列苯脲（优降糖）、格列齐特（达美康）、格列吡嗪（美吡达）、格列喹酮（糖适平）、格列美脲（亚莫利）以及格列波脲（克糖利）。在这些药物中，格列吡嗪与格列喹酮被认为特别适合老年糖尿病患者使用。格列吡嗪的特点是其血清半衰期较短（3～7 h），但药效可以持续10 h以上，因此每日仅需服用一次。它吸收迅速且起效快，在控制早晨高血糖方面表现良好，同时与其他药物发生相互作用的可能性较低，主要通过肝脏代谢。而格列喹酮同样具有较短的半衰期，仅有5%经由肾脏排出体外，这意味着即使是在肾功能有所下降的情况下，也不容易造成体内药物蓄积。另外，格列美脲以其最长的半衰期和最小的有效剂量著称，不良反应轻微，对于伴有肝或肾功能障碍的老年糖尿病患者而言是一个很好的选择。

2.格列奈类

瑞格列奈（诺和龙）与那格列奈（唐力），主要通过关闭B细胞上的ATP敏感钾通道，进而促进胰岛素从胰腺细胞中释放。它们属于非磺脲类促胰岛素分泌药物。在这些药物中，诺和龙的吸收速度最快，其作用迅速显现，通常在约30 min内开始生效，并在1 h内达到最大效果。该药物具有较短的半衰期，仅为1 h，且其药效持续时间也是最短的。值得注意的是，诺和龙不具有肾毒性，92%的剂量会经由粪便及胆汁途径排出体外，同样也不会对肝脏造成损害。鉴于此特性，建议患者在每次进食主餐前立即服用，以模拟生理性的胰岛素分泌模式，从而实现血糖水平的有效控制。这类药物对于老年糖尿病患者来说尤为适用。

3.双胍类

双胍类药物能够促进组织在缺氧条件下的糖酵解过程，从而加强肌肉等组织对葡萄糖的利用。此外，这类药物还能抑制肝脏中葡萄糖的生成，并减少胰高血糖素的分泌。双胍类药物主要包括苯乙双胍（降糖灵）和二甲双胍（立克糖或迪华糖锭）。对于超重或肥胖的糖尿病患者来说，双胍类药物与磺脲类药物联合使用时，可以更有效地控制血糖水平。然而，在老年糖尿病患者群体中，尤其是那些伴有肝、心脏、肺部疾病或者贫血及肾功能障碍的人群，当苯乙双胍的日剂量超过100 mg时，可能会引发乳酸性酸中毒；相比之下，二甲双胍导致这种不良反应的概率较低，大约只有前者的1/50。值得注意的是，虽然单独使用二甲双胍不会引起低血糖现象，但老年人服用该药物时仍需谨慎，因为它可能导致食欲下降以及体重减轻等问题。所有考虑使用二甲双胍的老年患者都应该先接受肌酐清除率测试，如果检测结果低于60 mL/min，则不建议继续用药。肌酐清除率（CCr）计算公式：[尿液中肌酐浓度（mmol/L）×24 h内尿量（mL）]÷[血浆肌酐浓度（mmol/L）×1440]=肌酐清除率（mL/min）。

4.α葡萄糖苷酶抑制剂

在临床实践中，阿卡波糖是一种常用的药物。它是一种通过白放线菌属菌株发酵过程产生的生物合成拟四聚糖。阿卡波糖的作用机制是通过竞争性抑制位于小肠近腔面的上皮细胞中的α-葡萄糖苷酶活性，从而延缓碳水化合物的消化过程。这种作用机制进一步导致双糖、低聚糖及多糖分解速率下降，进而减慢了葡萄糖被吸收进入血液的速度，有效降低了餐后血糖水平的上升幅度与速度。长期服用此药还能够有助于降低空腹状态下的血糖值。尽管其降糖效果可能不如其他一些药物显著，但对于病情较轻的老年糖尿病患者来说，阿卡波糖是一个较为理想的选择；尤其是对于那些伴有便秘症状的患者而言更为适用。然而，值得注意的是，该药物可能会引起胃肠道不适，且在高剂量使用时存在潜在的肝脏损害风险。

5.噻唑烷二酮类

噻唑烷二酮类有罗格列酮与吡格列酮两种药物，它们通过作用于胰岛素目标细胞内的过氧化物酶体增殖激活受体γ（PPARγ），调控一系列基因的表达。这一过程促进了糖代谢关键酶及葡萄糖转运蛋白1和4等物质的转录增加，同时上调了脂质代谢相关基因以及解偶联蛋白UCP的表达水平，从而在受体后阶段增强了组织对胰岛素的反应性，并有效降低了胰岛素抵抗现象。对于老年患者群体而言，罗格列酮不仅有良好的安全性和疗效，而且不会引起低血糖；不过，该药不推荐用于心脏衰竭的患者。老年人群在服用过程中需要定期检查肝脏、肾脏以及心脏功能状态。

**（五）胰岛素治疗**

在老年糖尿病患者的治疗过程中，存在几种特定情况需要使用或追加胰岛素来控制血糖水平。首先，在疾病持续时间较长且胰岛B细胞功能显著下降的情况下，采用胰岛素是合理的。其次，如果口服降糖药物即使达到最大剂量也无法有效控制血糖时，加用胰岛素治疗往往能够取得较好的疗效。对于那些营养状况不佳或是体重过轻的老年糖尿病患者来说，适量地给予胰岛素也是有益的。当患者已经并发多种并发症，特别是出现明显的糖尿病肾病、视网膜病变或糖尿病足等问题时，应该考虑使用胰岛素治疗。此外，在进行大型外科手术期间，短期使用胰岛素有助于促进伤口愈合；一旦术后恢复良好，可以停止使用胰岛素。最后，面对感染性疾病时，尤其是可能导致多器官衰竭的严重感染，及时给予胰岛素不仅有助于血糖管理，还能起到一定的保护作用；感染得到控制后，则可根据具体情况决定是否继续使用胰岛素。总之，在上述各种条件下，对老年糖尿病患者实施一定时期的胰岛素治疗是有益的，它还有助于改善体内剩余胰岛B细胞的功能状态。日常生活中，应定期监测血糖值，以预防低血糖的发生。随着医疗技术的进步，如胰岛素注射笔和便携式血糖仪的应用，使得胰岛素疗法变得更加便捷、精确与安全。

鉴于猪源性和牛源性胰岛素在一级结构上与人类自身产生的胰岛素存在差异，导致它们在被人体注射后容易诱发抗胰岛素抗体的形成，并伴随较多不良反应，当前医学实践中更倾向于采用人胰岛素。这种人胰岛素是通过先进的基因重组技术制备而成，其分子结构与人体自然分泌的胰岛素完全一致，拥有高纯度单一成分、极低含量（低于$10^{-6}$）的胰岛素原、接近中性的pH值等特性，显著减少了不良反应的发生率及抗胰岛素抗体生成的可能性。

## 第二节 低血糖症

### 一、概述

低血糖症是指由多种因素导致的血糖水平异常降低所引发的一系列临床症状，其特征主要表现为交感神经系统激活以及中枢神经系统的功能障碍。对于健康的成年人而言，餐前静脉血浆中的血糖浓度一般保持在3.9 ~ 6.1 mmol/L（即70 ~ 100 mg/dl）之间；而餐后这一数值则上升至7.8 ~ 8.3 mmol/L（或140 ~ 150 mg/dl）。临床上通常将静脉血浆中血糖低于2.8 mmol/L（约等于50 mg/dl）定义为低血糖状态。当血糖降至大约3.0 mmol/L（54 mg/dl）时，人体可能会有自主神经功能亢进的相关症状；进一步下降到2.7 mmol/L（49 mg/dl）左右，则可能出现大脑功能受损的表现。一旦静脉血浆血糖≤2.8 mmol/L，大部分患者会显现出交感神经被激活和中枢神经系统损伤的症状，这种情况被称为低血糖症。然而，在一些特殊情况下，如血糖管理不当的糖尿病患者，即使血糖处于正常范围内或是略低于正常值但高于2.8 mmol/L，也可能有类似于低血糖的症状，例如心跳加速、出汗、感到饥饿等，这类现象被称为低血糖反应。此外，还有一部分人群，包括那些1型糖尿病控制良好的患者、老年人群以及反复遭遇低血糖事件者，在他们的静脉血浆血糖低于2.8 mmol/L，甚至达到1.0 ~ 1.5 mmol/L时，并不会出现典型的低血糖症状，这种情况被命名为无症状性低血糖。值得注意的是，无症状性低血糖在老年群体中较为普遍，如果未能及时识别并处理，可能导致严重后果，包括癫痫发作、意识丧失、永久性的脑损害乃至死亡。

## 二、病因及分类

低血糖的分类方式多样，依据临床表现可以区分为无症状型和有症状型两种类型；根据发作时机的不同，又可细分为空腹状态下发生的低血糖与餐后出现的低血糖；按照病情发展的快慢，则能够进一步划分为急性、亚急性以及慢性低血糖。此外，从致病原因的角度出发，低血糖还被归类为器质性、功能性及由外部因素引起的类型等。值得注意的是，在老年人群体中，由于大部分患者长期患有多种慢性疾病，其低血糖的发生往往是由多方面因素共同作用的结果，既有内部生理变化的影响，也有外界环境条件的作用。①

## 三、临床表现

低血糖症的临床特征主要体现在两个方面：自主神经系统过度活跃的表现以及中枢神经受损的症状。通常情况下，自主神经系统的反应会先于中枢神经损伤出现，并且在这一阶段患者的血糖水平相对较高。当血糖浓度降至2.8 mmol/L以下时，患者是否会出现相关症状及其严重程度受到多种因素的影响，包括：①低血糖的具体数值；②血糖下降的速度或持续时间，即使血糖值仍高于2.8 mmol/L，在短时间

①包蕾，汤娜，张靖.常见内分泌及代谢疾病诊疗[M].上海：上海交通大学出版社，2023.

内急剧下降也可能引发低血糖的相关症状；③不同个体对于低血糖的敏感度存在差异；④导致低血糖的原因也会影响其表现形式；⑤年龄，儿童更容易有抽搐甚至严重的癫痫发作，而老年人则可能以昏迷作为首次显现的症状，并且常伴有体温下降的现象。

**（一）交感神经兴奋的表现**

当血糖水平迅速降低时，会引发一系列与儿茶酚胺分泌增加相关的症状和体征。这些表现可能包括大量出汗、身体颤抖、感到极度虚弱、强烈的饥饿感、心跳加速伴随心慌、情绪上的不安或焦虑、视力变得模糊不清、经历恐慌发作、四肢感觉冰冷、血压上升以及心跳速率增快等症状。

**（二）中枢神经受损的表现**

当个体处于持续性低血糖状态时，可能会出现一系列由中枢神经系统缺氧及葡萄糖供应不足引发的症状。具体表现为：首先，大脑皮质功能受到抑制，导致意识模糊、定向力和辨识能力减弱、幻觉、情绪波动如躁狂行为、头痛、记忆力衰退、语言表达障碍、过度嗜睡乃至昏迷；其次，皮质下中枢受到影响，引起认知混乱、异常动作如震颤或舞蹈样运动、心跳加速、突发惊厥以及类似癫痫发作的现象；最后，延髓受损则可能导致深度昏迷、去脑强直反应、瞳孔缩小、各种生理反射消失、呼吸变得微弱且浅表、血压降低等症状。长期有反复低血糖状况的个体还可能表现出智力水平下降、性格变化以及记忆力显著减退等问题。

典型的低血糖症状符合Whipple三联征的表现，即出现低血糖相关症状、即时测量的血糖水平低于2.8 mmol/L以及在给予葡萄糖补充后症状得到迅速缓解。

**（三）几种以低血糖为主症的常见疾病特点**

胰岛B细胞瘤的特征如下：①Whipple三联征。②在病症发作期间，胰岛素释放指数具有重要参考价值，当该值低于50 μU/mg时视为正常范围；若超过85 μU/mg，则提示可能存在此病。③通过饥饿试验或激发试验可以诱发低血糖现象。④糖耐量测试显示空腹状态下血糖水平低于正常值，并且其变化曲线较为平坦。⑤采用胰腺同位素扫描、CT成像技术或者术中应用B超检查以及在手术前后对门静脉血液样本进行胰岛素与胰岛素原含量测定，对于疾病的定位诊断具有重要意义。

胰岛素自身免疫综合征的特征如下：①患者未曾接受过外源性胰岛素治疗，但由于存在遗传性免疫缺陷，在遇到特定触发因素时，如服用甲巯咪唑（他巴唑）、丙硫氧嘧啶、青霉胺或遭遇病毒感染的情况下，体内会出现胰岛素抗体或胰岛素受体抗体。②患者的血浆中胰岛素水平异常升高，但C肽浓度并未相应增加。③低血糖症状多发于空腹状态。④该病程具有一定的自限性特点，即在数周至数月的时间内，病情可自行缓解。

反应性低血糖的特征：①该状况在女性中更为普遍，其发病可能与精神因素有关。患者通常表现出较多的症状而体征较少，这往往是由迷走神经功能亢进或胰岛B细胞的高度敏感性所引起。②这种类型的低血糖常常发生在餐后2～3 h内；而对于那些接受过胃切除手术或是非胰岛素依赖型糖尿病（NIDDM）早期阶段的患者来说，则更倾向于在进食后的3～5 h出现症状。值得注意的是，通过调整饮食结构及改变用餐习惯可以有效缓解此类问题。

非胰腺来源的肿瘤导致低血糖的特点包括：①存在胸腔或腹腔内肿瘤的临床表现及相关体征，比如肝癌、肺癌、乳腺癌、结肠癌、卵巢癌以及纤维肉瘤、平滑肌肉瘤和淋巴肉瘤等。②这些病例通常伴有低血糖现象，但其血浆中的胰岛素浓度却并不高，这可能与能量消耗增加、IGF-1与IGF-2的释放、胰岛素酶抑制剂的存在以及拮抗激素分泌减少等因素有关。③对于促进胰岛素分泌的刺激反应较弱。④二氮嗪被证实对治疗此类病症有效。

由肝脏疾病引发的低血糖特征：①患者会显示出基础肝病特有的临床症状和体征。②在饥饿状态或进行体力活动时，可能会诱发低血糖状况。③通过糖耐量测试可以观察到，患者的空腹血糖水平低于正常范围，其血糖变化曲线呈现出高位平稳的趋势，但在第7 h后显著下降至异常低位。④相关肝功能检测结果也显示异常。

口服磺脲类降糖药过量：①多见于老年患者，伴肝、肾功能不全者。②长效剂可使低血糖持续48～72 h。③饮酒可刺激胰岛素分泌，磺胺类药物可延缓磺脲类药物的作用时间，水杨酸类可加强糖氧化或抑制糖异生，普萘洛尔或其他β受体阻滞剂可延缓和加强胰岛素的作用或抑制胰高糖素的分泌。④部分治疗糖尿病的中成药为提高降糖功效，在中成药内加入磺脲类降糖药，患者易错误理解为常规中药，不按糖尿病个体化施治。

### （四）老年人低血糖的临床表现

由于老年糖尿病病程长，多伴有交感神经功能障碍，发生低血糖时，头晕、心慌、多汗等交感神经症状多较轻微，而以嗜睡、抽搐、昏迷等中枢神经症状为主，增加了其隐蔽性，且易被误诊为脑血管疾病。老年糖尿病患者一旦出现不明原因的意识障碍，应首先考虑低血糖昏迷的可能。

## 四、诊断及鉴别诊断

低血糖症的诊断包括三个步骤：定性诊断、病因诊断、部分需要定位诊断。低血糖症的定性诊断应具备两点：①有低血糖的临床表现；②发作时的血糖值

≤2.8 mmol/L。低血糖症的表现具有非特异性，不同个体、不同状态下表象差异较大，尤其出现不明原因的痉挛、阵发性精神异常和昏迷，应想到低血糖的可能性。典型的低血糖症根据Whipple三联征容易诊断：有低血糖的症状和体征；发作时血糖值≤2.8 mmol/L；血糖恢复正常后，症状迅速缓解。部分不典型的低血糖症可以通过做饥饿试验来明确有无低血糖。明确低血糖的原因对预防和治疗至关重要，应根据低血糖发作情况确定低血糖的类别；当确定为器质性低血糖后，应根据不同的病因特点进行鉴别。在病因诊断这个环节，耐心、详尽地询问病史十分重要，包括发病年龄、发作时间、持续时间、发作时表现、与进餐的关系、食品种类、服药情况、饮酒史、其他病史、手术史等。通过分析病史和常规血糖、胰岛素测定，绝大多数低血糖病因可以查明。胰岛素瘤多为腺瘤和增生，病史较长，瘤体小，病灶在胰腺内分布不确定，少数为胰腺外异位，手术前尽可能做好肿瘤定位，提高手术成功率。胰腺MRI、CT扫描和选择性动脉造影有助病灶定位。导致交感神经兴奋或神经精神症状的其他疾病应与低血糖症进行鉴别，如绝经后综合征、焦虑症、惊恐样发作、癫痫、脑血管疾病等。

老年人低血糖症状不典型，在出现下列情况时需检测血糖：不明原因的意识障碍、抽搐、癫痫样发作、饥饿情况下的腹痛及突发性的视物模糊。

## 五、治疗

### （一）对症治疗

能进食者，口服果汁、糖水或甜食，尽量吃单糖成分高的物质，如果发生低血糖前曾服过α-葡萄糖苷酶抑制剂，最好改静脉给糖。

不能进食者，尽快快速静脉注射50%葡萄糖50 mL左右，此量可升高血浆血糖8 mmol/L左右，症状不能改善者可重复注射至神志清楚。

部分患者，低血糖持续时间较长，一次给糖后低血糖再发的危险性存在，必须建立静脉通道，持续补充5%～10%的葡萄糖液，直至血糖不再下降，需48～72 h。补充葡萄糖的同时应注意补钾。

对严重的低血糖，可给予胰高糖素0.5～1.0 mg，静脉、肌内或皮下注射，能迅速刺激肝糖原分解。使用中可能出现的不良反应有恶心、呕吐、头晕、头痛等。注意使用胰高糖素的前提是机体要有适当的糖原储存，如果因肝病、严重营养不良、长期饥饿、糖原累积症等因素引起的低血糖，则不适合用胰高糖素。紧急状态下也可试用皮下注射1‰肾上腺素0.5 mL，促进肝糖原分解，减少肌肉对葡萄糖的摄取。肾上腺皮质功能减退的患者，需给予糖皮质激素。

长时间的低血糖可能导致脑水肿，对于血糖恢复仍昏迷的患者，应予20%甘露醇125 mL快速静脉注射，症状不缓解可在8～12 h后重复用药。

**（二）病因治疗**

治疗原发病，从根本上阻止低血糖的发生。胰岛素瘤或胰外肿瘤应及早尽可能手术切除肿瘤。

不能手术者药物治疗：①二氮嗪100～200 mg/次，每日2～3次口服，抑制胰岛素分泌和释放，同时服用氢氯噻嗪以消除水钠潴留。②口服维拉帕米（异搏定）80 mg/次，3次/d，可抑制胰岛素释放。③奥曲肽是一种人工合成的长效生长抑素，能抑制胰岛素释放。④链脲佐菌素500 mg/m$^2$静脉注射，共5 d，以后20～30 mg/kg体重，每周2次静脉滴注，最大量8～12 g，可与氟尿嘧啶联合治疗，用于破坏胰岛B细胞，作为不能手术的患者或手术后的辅助治疗。

**（三）其他处理**

肝源性低血糖应保肝治疗，多食高蛋白质和高糖的食物，尽可能多餐；反应性功能性低血糖应限制糖类的摄入，少食多餐，避免饱餐和摄入高葡萄糖指数的糖类食物，有时也可口服阿托品以减轻迷走神经张力；糖尿病患者是低血糖易发人群，要求对糖尿病患者合理的个体化治疗，并做好对患者预防和识别低血糖的宣教。

# 第三节 血脂代谢异常

## 一、概述

血脂代谢异常是由基因和（或）环境条件等因素，使血浆中脂质及脂蛋白的生成增多、分解和清除障碍，导致血液中脂质或脂蛋白的组成成分、浓度异常。血浆脂质成分浓度超过正常称高脂血症。血浆脂蛋白浓度超过正常称高脂蛋白血症。其临床意义主要是引起或加重动脉粥样硬化（AS）。脂质是脂蛋白的组成成分，脂蛋白是脂质在血液中的存在、转运形式。高脂蛋白血症的核心意义是含有高血脂，而高脂血症是高脂蛋白血症临床意义的最终体现。

由于老年人体内脂质转运和代谢过程某些环节的改变，加之老年人常有的胰岛素抵抗，脂质和脂蛋白易于在富脂组织及血循环中积蓄，造成血浆脂蛋白水平的异常变化，如低密度脂蛋白胆固醇（LDL-C）水平升高、高密度脂蛋白胆固醇（HDL-C）水平降低是老年期AS的危险因素。纠正血脂代谢异常可防止AS的发生；对已有AS病变者，可延缓其发展，甚至可望病变消退。老年人的脂代谢异常与老年人糖尿病、高血压病等常合并存在，是构成老年人冠心病（CHD）的危险因素。

## 二、病因分类

### （一）原发性

由于先天性基因缺陷或后天的饮食习惯、生活方式或其他自然因素引起的脂质代谢异常为原发性。在原发性高脂蛋白血症的遗传因素中，多数为多基因性遗传，少数是单基因的突变。目前清楚的单基因突变有家族性高胆固醇血症和混合性高脂蛋白血症。

### （二）继发性

老年人继发性者较为多见。见于糖尿病（特别是非胰岛素依赖型糖尿病）、甲状腺功能减退、肾病综合征、胆道梗阻、各种肝病、胰腺炎、痛风、酒精中毒、肥胖和营养过度、女性绝经期后雌激素分泌减少、女性避孕药等。此外，老年期药物治疗中β受体阻滞剂、噻嗪类利尿剂、糖皮质激素对血脂有不利影响。

## 三、临床表现

### （一）脂代谢异常的一般表现

对于原发性病例，通常表现为脂质代谢异常，并伴有早发冠心病家族史；而继发性情况则多由其他基础疾病（例如糖尿病、甲状腺功能低下等）引起。

皮肤黄色瘤的表现形式多样，具体为：①扁平黄瘤通常表现为从米粒到蚕豆大小的、略高于皮肤表面的扁平斑块，常见于眼睑（即睑黄瘤）和手掌纹路（掌纹黄瘤），但亦可出现在身体其他部位。②结节黄瘤则呈现为黄豆至核桃大小的肿块，多见于肘部、膝盖、手指关节外侧、髋部、臀部以及肌腱处（腱黄瘤）。③发疹性黄瘤以针尖至火柴头大小的小丘疹形式出现，边缘伴有红晕。这类病变常突然成批出现在躯干上半部分、臀部及四肢伸展面，有时也会影响到嘴唇与口腔黏膜，并且能够快速消退。④播散性黄瘤的特点是多发性、非融合性的微小丘疹或结节群集，呈对称分布于颈部、腋窝、肘窝、腹股沟、腘窝以及躯干弯曲侧。大约1/3的患者会在口腔、舌头、鼻子、咽喉甚至气管等处出现黏膜损害；另有约1/3的病例可能影响下丘脑-垂体区域，导致尿崩症的发生。

早发角膜环和跟腱增粗，见于高胆固醇血症。

反复出现的急性胰腺炎、体重超标状况、糖耐量受损以及脂性视网膜变化，这些症状通常与高甘油三酯血症相关联。

### （二）各型高脂蛋白血症的临床特点

1. Ⅰ型（家族性高乳糜微粒血症）

空腹高乳糜微粒血症（CM）主要由脂蛋白脂酶（LPL）或其激活剂Apo-CⅡ的先

天性缺陷引起。在纯合子个体中，这种病症表现得尤为明显；而在杂合子个体中，则表现为LPL活性降低但血脂水平保持正常。该病分为原发性和继发性两种类型，前者多见于儿童，后者通常在20岁以后发病。患者常经历反复发作的上腹部疼痛，这种疼痛有时会放射至背部，这是由于高水平的甘油三酯（TG）诱发了急性胰腺炎。此外，还可能观察到肝脾肿大现象，以及特征性的改变——如视网膜出现脂质沉积和臀部、背部、膝盖及肘部皮肤上形成黄瘤。实验室检查方面，患者的空腹血清中可见乳糜微粒存在；若将血清样本4℃环境下静置12 h，其表面会出现一层乳白色的奶油状物质。检测结果显示，患者的血清TG浓度显著升高，最高可达46.2 mmol/L（相当于4200 mg/dl），而总胆固醇（TC）则维持在正常范围内或仅有轻微上升，此时TC与TG的比例低于0.1。电泳分析可发现深染的乳糜微粒带，同时血浆或脂肪组织中的LPL活性极低甚至缺失，这一点对于确诊至关重要。继发性病例相对少见，但在患有严重胰岛素依赖型糖尿病、异常球蛋白血症或系统性红斑狼疮等疾病的患者中可以见到。

2. Ⅱa型（家族性高胆固醇血症）

该疾病以常染色体显性遗传模式传递。其发病机制源于低密度脂蛋白受体基因的变异，导致了低密度脂蛋白代谢异常。临床特征表现为早发性（通常在20岁之前）动脉粥样硬化、冠状动脉疾病以及皮肤和肌腱上的黄色瘤沉积，如眼睑处出现扁平黄瘤，这些黄瘤也可能出现在臀部、膝盖、肘部及手背等部位；而肌腱黄瘤则常见于手足背侧肌腱及跟腱区域。实验室检测结果显示，患者的血清总胆固醇水平介于7.24 ~ 12.93 mmol/L（280 ~ 500 mg/dl）。约1/3的患者会在40岁时开始形成肌腱黄瘤，而2/3的患者将在60岁时罹患冠心病。此外，此病症亦可由某些继发因素引起，比如库欣综合征、甲状腺机能减退症、神经性厌食症、急性间歇性卟啉病、糖皮质激素治疗史、肾病综合征、原发性肝细胞癌以及糖尿病等。

3. Ⅱb型（家族性混合性高脂血症）

该病症遵循常染色体显性遗传模式。其临床特征通常包括早期发作的心脏疾病（CHD）以及角膜区域出现的环状结构，皮肤上可见黄瘤现象，并且患者往往伴有肥胖、高尿酸水平及血糖调节障碍。在实验室检测与特殊检查中发现，患者空腹状态下血清呈现混浊状态，血清总胆固醇（TC）浓度范围为7 ~ 14 mmol/L（即270 ~ 550 mg/dl），同时观察到甘油三酯（TG）、极低密度脂蛋白（VLDL）和低密度脂蛋白（LDL）水平升高。此外，本病还存在类似于Ⅱa型的继发性因素。

4. Ⅲ型（宽β型或漂浮β型或家族性β脂蛋白血症）

该病症遵循常染色体显性遗传模式，由Apo-E基因缺陷引起。其特征在于极低密度脂蛋白（VLDL）和中间密度脂蛋白（IDL）水平异常。临床症状与Ⅱa型、Ⅱb型高脂血症相似，表现为早发冠状动脉疾病及角膜环的出现；此外，皮肤上可见疹状或结节性黄瘤，约一半的病例会在手掌皱纹区域发现特有的脂肪条纹或是块状黄瘤。实验室检测显示，在4℃环境中静置12 h后，空腹状态下的血清呈现混浊，并且表面会形成少量乳糜层。患者血清中的总胆固醇（TC）和甘油三酯（TG）含量均有所升高，具体而言，TC浓度介于8～16 mmol/L（即300～600 mg/dl），而TG则在6～12 mmol/L（相当于500～1000 mg/dl）之间，同时，TC/TG比值大于1（重量比）。通过免疫测定方法测得的Apo-E浓度超过40 mg/dl具有诊断价值，电泳图谱中可见宽β带。值得注意的是，上述表现也可能继发于单克隆γ球蛋白病、原发性淀粉样变性、系统性红斑狼疮以及甲状腺功能减退等情况。

5.Ⅳ型（家族性高甘油三酯血症、高前β脂蛋白血症）

Ⅳ型是最为普遍的一种，其具体的基因缺陷尚未明确。此类型特征表现为极低密度脂蛋白（VLDL）水平升高。实验室及特定检查结果显示：血清甘油三酯浓度介于6～12 mmol/L（500～1000 mg/dl），而总胆固醇含量则可能处于正常范围或偏高。此外，该病症往往与糖尿病、过度饮酒、高糖饮食习惯、肥胖症、甲状腺机能低下以及女性服用避孕药物等因素相关联。

6.Ⅴ型（高乳糜微粒血症伴高前β脂蛋白血症-Ⅰ型伴Ⅳ型）

该病症的临床表现与家族性LPL缺乏症相似。在实验室及特定检测中，可以观察到空腹状态下血清呈现混浊状态，在4℃环境下静置12 h后，乳糜层下方依然保持混浊，并富含极低密度脂蛋白（VLDL）。患者的血清甘油三酯水平异常升高，范围可达17～58 mmol/L（1500～5000 mg/dl），而总胆固醇浓度则介于4～10 mmol/L（16～400 mg/dl）。值得注意的是，这种情况偶尔也会出现在糖尿病、酒精中毒、糖原累积病、肾病综合征患者以及服用口服避孕药的女性身上。

## 四、治疗

对于脂质代谢紊乱的处理，首要步骤是基于血液中胆固醇及甘油三酯浓度来进行初步的临床分类与评估。依据是否存在冠状动脉疾病等粥样硬化性病症，分别实施初级和次级预防策略。其中，初级预防主要针对尚未出现症状者，旨在防止脂质代谢异常及其可能导致的动脉粥样硬化的发生与发展。

二级预防，也被称作继发性预防措施，主要针对已被诊断为冠心病的患者，通过积极实施干预策略来控制动脉粥样硬化的进展。

脂代谢异常的治疗原则以改变生活方式，结合降脂药物治疗为主。

**（一）一般治疗**

维持适宜的体重，控制血脂水平至正常范围，调整不良饮食习惯，消除导致脂质代谢紊乱的相关因素。

纠正诱因及伴随的相关危险因素，如治疗高血压病、控制糖尿病等。

进行中等强度的身体活动，每日能够消耗约200 kcal的能量。例如，练习太极拳或是慢跑都是不错的选择。

控制体重，改变不良生活习惯。如戒烟、减少饮酒等。

在选择药物时应尽量避免那些可能对血脂产生不利影响的药物。例如，在高血压治疗过程中，需注意噻嗪类利尿剂可能会导致总胆固醇（TC）、低密度脂蛋白胆固醇（LDL-C）或甘油三酯（TG）水平上升；β受体阻滞剂则有可能增加TG浓度并减少高密度脂蛋白胆固醇（HDL-C）。相比之下，钙通道阻滞剂和血管紧张素转换酶抑制剂（ACEI）对于血脂的影响较小。

**（二）膳食治疗**

依据血脂水平升高及其相关风险因素，实施分阶段的饮食干预措施，旨在调控总体热量摄入；减少脂肪特别是胆固醇与饱和脂肪酸的含量；适度调整蛋白质和糖类的比例，以此促进并维持理想的血脂浓度。

在第一阶段的饮食管理中，建议老年人每天摄入的总能量里脂肪占比低于30%，其中饱和脂肪酸、多不饱和脂肪酸以及单不饱和脂肪酸各自占据大约10%的比例。分别在治疗后4～6周、3个月进行血脂水平检测，此时一般会观察到总胆固醇水平下降5%～7%。如果在实施了为期3个月的第一阶段饮食调整后，患者的低密度脂蛋白胆固醇（LDL-C）浓度依然高于130 mg/dl，则应转向第二阶段饮食方案，并分别于3～4周和3个月时再次检查血脂状况，预计总胆固醇水平将进一步降低5%～13%。

对于老年人来说，饮食治疗通常仅限于实施第一级措施（Step Ⅰ），而过于严格的第二级措施（Step Ⅱ）可能会导致营养不足的问题，不仅能够降低低密度脂蛋白胆固醇（LDL-C）水平，同时也可能减少高密度脂蛋白胆固醇（HDL-C）的浓度，这对老年群体是不利的。在饮食上，建议增加蔬菜、水果、鱼类、精瘦肉类以及全谷物食品的比例，同时减少富含饱和脂肪酸和胆固醇的食物如肥肉、蛋黄及动物内脏等的摄入量。提高膳食纤维特别是可溶性纤维的摄取有助于缓解老年人常见的便秘问题，并且还可以将LDL-C水平下降5%～10%。此外，还应该适量补充钙质和维生素以帮助预防骨质疏松症；同时合理控制钠盐与糖类的摄入量，在保证不会加重高血压或糖尿病的前提下进行调整。

### （三）药物治疗

若通过调整饮食习惯和生活方式3～6个月后，血脂水平仍未达到理想范围，则应当启动药物干预措施。特别是对于那些已经接受过冠状动脉旁路手术或经皮冠状动脉腔内成形术的老年冠心病患者，降脂药物的选择尤为重要。考虑到老年人群体中普遍存在肝肾功能衰退的情况，这将影响到身体对药物的代谢能力和反应能力，因此在选择药物时应采取个性化策略，建议从较小剂量开始逐渐调整，同时密切监测可能出现的不良反应。如果治疗6周后效果不佳，可以考虑增加剂量；若3个月后仍无明显改善，则需更换药物或者采用联合用药方案。

1.调脂药物的作用

调节血脂代谢的机制包括：①抑制胆酸或胆固醇在肠道内的吸收过程，并促使这些物质经由粪便排出体外；②减少体内胆固醇的合成或是增强其转化效率；③增加细胞膜表面低密度脂蛋白（LDL）受体的数量，从而加速脂蛋白的分解速率；④激活参与脂蛋白代谢的相关酶类，以促进甘油三酯的水解作用；⑤还涉及对其他类型脂质体内合成的阻断以及对其代谢途径的促进。

此外，它还能增强内皮细胞的功能，具有抗炎和抗凝血的作用，并且能够稳定动脉粥样硬化斑块，预防斑块破裂，从而在冠心病的防治中发挥重要作用。

2.调脂药的种类

根据其化学结构特性及其调节血脂的功能，可将这些物质归类为：①他汀类药物；②纤维酸衍生物（贝特类）；③烟酸及其衍生物；④胆酸螯合剂；⑤抗氧化剂（如丙丁酚）；⑥海鱼油（富含Ω-3脂肪酸）等。

根据其调节血脂的功能特性，可以将其分类如下：①主要作用为降低总胆固醇水平；②在降低总胆固醇的同时也具有减少甘油三酯的作用；③主要针对甘油三酯的降低，同时也能在一定程度上影响总胆固醇；④专注于甘油三酯水平的下降。

3.调脂药物的应用原则

调脂药物的应用原则：①依据患者脂代谢异常的具体类型选择合适的治疗方案。临床实践中通常按照高脂血症的简易分类来挑选具有针对性作用的药物；对于少数难以通过常规手段控制的情况，则需要进一步开展病因学及基因层面的研究，以实施更为精准的个体化治疗。②在制订治疗计划时必须充分考虑患者的个人情况，比如年龄、血脂水平、生活方式以及是否存在其他疾病等因素，并据此做出合理的选择。③建议从较低剂量开始使用大多数药物（如贝特类），随后根据实际效果逐步调整至最佳用量。④针对复杂或混合型脂代谢紊乱，联合应用多种机制不同的药物往往能取得更佳疗效，同时也可以通过这种方式减少某些不良反应的发生。⑤在合并用药期间要特别警惕潜在的药物间相互作用，例如当贝特类与HMG-CoA还原酶抑制剂共同使用时，可能会增加肌病的风险，甚至罕见地导致横纹肌溶解现象；而胆酸螯合剂则可能干扰地高辛、华法林和叶酸等物质在体内的吸收过程，与此同时贝特类又能够加强华法林的抗凝效果。⑥鉴于脂代谢障碍通常需要长期乃至终生管理才能有效控制，因此整个治疗过程也应相应地保持较长时间跨度。

对于存在脂质代谢紊乱的情况，需要长期采用降脂药物治疗。考虑到老年人身体机能随年龄增长而逐渐减退的特点，在同一药物应用于不同个体或是治疗的不同阶段时，其疗效与不良反应可能会表现出较大的个体差异。因此建议患者在开始服用药物后的1～3个月内进行血脂水平以及肝肾功能的复查。若需持续多年服药，则每隔3～6个月重复一次检查为宜。当检测结果显示血脂已接近正常范围时，可以考虑适度下调药物剂量。

**（四）血浆净化治疗**

对于家族性高胆固醇血症（FH）以及其他通过口服药物治疗效果不佳的脂质代谢障碍患者，血浆净化技术是一种有效治疗手段，可以直接清除血液中异常增多的脂质成分。

1.血浆交换法

采用恒流泵抽取患者的静脉血液，通过连续血流血浆分离装置将血浆与细胞成分分离。随后，对血浆中的胆固醇及纤维蛋白原进行去除处理，并将净化后的血浆连同细胞成分一同回输至患者体内。对于纯合子家族性高胆固醇血症（FH）患者而言，此疗法能够有效降低血清总胆固醇水平，促进黄色瘤的消退，缓解心绞痛症状，并有望延长患者寿命。该治疗方法的优势在于操作简便、安全性高且疗效显著；然而，也存在一些不足之处，如治疗过程中会伴随高密度脂蛋白（HDL）的流失，以及较高的经济成本。

2.选择性LDL去除法

涵盖的方法有肝素-LDL沉淀技术、利用LDL抗体的琼脂糖吸附法、基于LDL抗体-琼脂糖亲和层析的技术、双膜过滤系统以及硫酸葡聚糖吸附方案等。其中，采用双膜过滤系统的处理方式在降低总胆固醇水平方面表现显著，但同时也存在降低高密度脂蛋白胆固醇（HDL-C）的问题。相比之下，硫酸葡聚糖吸附法则以其较高的特异性和较小的内环境干扰成为家族性高胆固醇血症患者治疗时的优先选择。该方法具有操作简便、安全性高及疗效稳定的优势；然而，其高昂的成本也是不容忽视的一个缺点。

### （五）外科手术治疗

对于那些难以通过常规方法控制且威胁生命的高胆固醇血症，特别是纯合子家族性高胆固醇血症患者而言，采用诸如胆囊造瘘术、回肠旁路术、门–腔静脉分流术以及肝脏移植等外科手段能够取得一定的治疗效果。然而，这些治疗方法往往伴随着较高的经济成本。

### （六）基因治疗

基因治疗是一种利用基因工程与细胞生物学原理的技术，旨在通过向患者体内引入正常基因来实现疾病的治疗。这一过程主要是通过表达外源性基因以补充那些因缺陷或功能丧失而不足的蛋白质，或是抑制某些在体内过度活跃的基因活动，从而达到治疗效果。

目前，对于纯合子家族性高胆固醇血症（FH）患者的临床治疗尝试仍然非常有限，主要通过引入外源基因来增强B/E受体的功能，从而达到降低低密度脂蛋白胆固醇（LDL–C）水平的目的。具体操作：首先实施部分肝脏切除术，然后利用能够表达正常B/E受体的病毒载体对提取出的肝细胞进行转染处理。之后，将这些经过改造的肝细胞重新移植回患者体内，据观察可使LDL–C水平下降约17%。基因疗法作为一门新兴且充满潜力的研究领域，其在临床上的应用尚处于初步阶段，但在探索和解决血脂异常问题方面展现出广阔的应用前景。

# 第四节　高尿酸血症和痛风

## 一、概述

高尿酸血症与痛风皆为嘌呤代谢异常所引发的疾病，两者共同的生物化学特征在于血液中尿酸水平升高。许多患有高尿酸血症的人可能终生都不会经历任何相关症状，这种情况被定义为无症状性高尿酸血症。15%～20%的此类患者会表现出一种或多种临床症状，从而被诊断为痛风。痛风的表现形式多样，包括急性痛风性关节炎、痛风石沉积及慢性关节炎症、尿酸性尿路结石以及由痛风引起的肾脏问题。作为慢性代谢障碍的一部分，这两种状况的发展过程较为缓慢；对于那些未对肾脏造成影响的个体而言，其长期预后通常是乐观的，通常不会缩短生命预期。然而，如果未能得到妥善管理，不仅会导致痛风性关节炎反复发作带来极大的不适感，还可能诱发肾结石形成或者损害肾功能等更为严重的健康问题。

## 二、尿酸的代谢和生理意义

痛风的发生与高尿酸血症密切相关。当体温维持在37℃时，血液中尿酸的最大溶解度为420 μmol/L（即7 mg/dl），若超过此浓度，则定义为高尿酸血症状态。人体内尿酸的生成途径主要有两种：一种是从食物中摄取富含嘌呤及核蛋白成分后分解产生的外源性尿酸，这部分约占总体尿酸量的20%；另一种则是通过体内氨基酸、磷酸核糖以及其他小分子化合物合成或核酸降解而来的内源性尿酸，大约占到总量的80%。通常情况下，一个健康个体每日会生成大约750 mg的尿酸。其中约2/3以游离尿酸钠的形式通过肾脏排出体外，其余1/3则经由肠道排泄。对于那些肾功能受损的人来说，后者成为清除体内多余尿酸的重要途径之一。

近年来，通过一系列实验室及动物实验的研究表明，尿酸作为人体内最强大的天然抗氧化物质之一，展现了其以往未被充分认识的生理功能。具体而言，尿酸对人体健康的正面影响体现在以下几个方面：首先，它能够有效清除体内的氧自由基，并且在增强红细胞膜脂质抗氧化性方面表现出优于维生素C（即抗坏血酸）的效果，从而有助于防止细胞凋亡；其次，尿酸还能保护肺部、肝脏以及血管内皮细胞中的DNA免受损害，避免这些重要器官因过氧化而发生退行性变化；最后，该物质还能够减缓T淋巴细胞、B淋巴细胞以及巨噬细胞的自然死亡过程，进而维持了机体正常的免疫防御机制。①

## 三、临床表现

在临床实践中，痛风主要影响男性群体，其发病率显著高于女性，男女比例约为20∶1。女性患者相对较少见，即便发病也多发生在绝经之后。下面将介绍痛风的不同临床表现形式。

### （一）急性痛风性关节炎

急性痛风性关节炎是原发性痛风最常见的临床表现形式，也是患者寻求医疗帮助的主要原因。该病首次发作通常在夜间，且多表现为单一关节受累，尤其是下肢承受身体重量的关节最为常见。据统计，超过半数的患者首发病变部位为足跖趾关节，在整个疾病过程中，90%以上的病例都会出现这一关节的炎症反应。此外，跖骨、趾部、踝关节、膝关节、手指关节、腕关节以及肘关节也较易受到影响，相比之下，肩关节、髋关节及脊柱等处则较少发生病变。典型的症状进展迅速，往往在几小时内达到高峰，受影响区域及其周围的软组织会出现显著的红肿热痛现象，并可能伴有头痛、发热以及白细胞计数升高等全身性症状。饮食过量、酒精摄入、过度劳累或感染等因素均有

①李建，刘亚平，信伟.内分泌与代谢疾病规范化治疗[M].上海：上海交通大学出版社，2023.

可能成为诱发此病的原因。

**（二）痛风石及慢性关节炎**

尿酸盐晶体在关节内的沉积能够导致骨质的侵蚀和缺损，并促使周围组织纤维化，进而使关节出现僵硬变形，限制了其正常活动范围。部分患者在慢性病程的基础上还可能经历急性关节炎的反复发作，进一步加剧了病情，严重影响了关节的功能。此外，这些晶体还能够在关节附近、腱鞘以及皮下结缔组织中沉积，形成一种黄白色的赘生物——痛风石，常见于耳廓、前臂伸侧、第一跖趾关节、手指以及肘部等部位。位于关节旁易受摩擦区域的痛风石常因破损而形成瘘管，有时可见尿酸结晶自瘘管排出。尽管瘘管周围会呈现慢性炎症性肉芽肿状态且不易愈合，但由于尿酸盐具有一定的抑菌特性，因此通常不会引发继发性的感染。研究表明，血尿酸浓度与痛风石的发生密切相关：当血尿酸水平低于480 μmol/L时，大约90%的患者不会出现痛风结节；而当血尿酸超过540 μmol/L时，则约有半数患者会出现痛风石。对于那些近期形成的痛风结节来说，通过控制富含嘌呤的食物摄入及采取降低尿酸水平的治疗措施后，它们有可能逐渐缩小甚至完全消失。

**（三）尿酸性尿路结石**

20%～25%的原发性痛风患者会并发尿酸性尿路结石，这类结石可能在关节炎症状出现之前就已经形成。对于继发性高尿酸血症患者来说，他们发展成尿路结石的概率更高，并且通常由结石引发肾绞痛、血尿以及尿路感染等症状。值得注意的是，纯尿酸组成的结石在普通的X光片上难以被识别；然而，如果结石中钙盐含量较高，则能够在尿路平片上显影。超声波检查作为一种无创、经济且操作简便的方法，具有较高的检出率，因此推荐将其作为筛查尿酸性结石的第一选择方法。

**（四）痛风肾病**

当尿酸性结石在肾脏中沉积时，会触发单核细胞与巨噬细胞的免疫应答，进而导致间质性肾炎的发生。病理学观察显示，这一过程伴随着间质纤维化的形成、肾小管萎缩、肾小球硬化以及肾小动脉硬化的现象。患者早期可能出现间歇性的蛋白尿和血尿症状，随着疾病进展，这些症状逐渐转变为持续性的蛋白尿。此外，患者的肾脏浓缩能力下降，并最终可能导致氮质血症乃至尿毒症的发展。

**（五）急性肾功能衰竭**

一种特殊的尿酸性肾病表现为大量尿酸结晶广泛堵塞肾小管腔，进而引发急性肾功能衰竭。这种情况在继发性痛风患者中较为常见，尤其是患有骨髓增生性疾病、急慢性白血病、红细胞增多症、多发性骨髓瘤或淋巴瘤等疾病者在接受化疗时，由于细胞内核酸快速分解，短时间内体内尿酸水平急剧升高。

## 四、诊断

对于出现典型关节炎症状或经历肾绞痛的中老年男性患者，应将痛风纳入诊断考量范围。若进一步满足下列任一条件，则可确诊为痛风：①血尿酸增高。②关节液白细胞内有针状尿酸盐结晶。③痛风石活检见尿酸盐结晶。④关节X线摄片有痛风典型改变。⑤秋水仙碱试疗阳性。

## 五、治疗

治疗目标：首先，迅速控制急性关节炎的发作；其次，预防关节炎的再次发生；再者，阻止尿酸盐晶体在肾脏、关节等部位沉积导致相关并发症；最后，避免尿酸性肾结石的形成。

### （一）急性关节炎期的治疗

秋水仙碱对于治疗该疾病具有显著效果，传统的用药方式是每次0.5 ~ 1.0 mg，每隔1 ~ 2 h给药一次，直到疼痛得到缓解或患者出现恶心、呕吐及腹泻等胃肠道反应时停止使用。在24 h内，最大剂量不应超过6 mg。此外，每日3次，每次0.5 ~ 1.0 mg的给药方案也被证实有效。为了减轻秋水仙碱可能引起的不良反应，当前针对已确诊的痛风病例，医疗界普遍不再推荐采用传统的给药方法。

非甾体解热镇痛药物展现出了良好的治疗效果，对于那些无法忍受秋水仙碱不良反应的患者来说，这类药物是值得考虑的选择。这类药物通过抑制环氧化酶（COX）发挥其疗效，同时也可能引发一系列不良反应。传统上，非甾体解热镇痛药对COX-1和COX-2均表现出非选择性的抑制作用，这增加了消化道出血等不良反应的风险。然而，近年来上市的一些新型非甾体解热镇痛药物能够更特异性地针对COX-2进行抑制（例如西乐葆、塞来昔布），从而显著降低了不良反应的发生率，因此在临床应用中被推荐优先使用。

糖皮质激素疗法：对于存在严重关节损害的患者，可采用关节腔内注射泼尼松龙的方式进行治疗。针对大关节建议剂量为10 ~ 40 mg，而小关节则推荐使用5 ~ 20 mg。此方法不仅具有较低的不良反应风险，还能够通过检查关节液中的尿酸盐结晶来辅助确诊。

### （二）间隙期和慢性期的治疗

1. 一般治疗

常规治疗方法涵盖了对富含嘌呤的食物摄入量的控制、戒除酒精饮品、增加水分摄取，并且要避免过度的身体劳累、情绪压力、寒冷环境以及关节受伤等情况。此外，还需谨慎使用可能干扰尿酸正常排出体外的药物。值得注意的是，即便采取了严格的饮食管理措施，血中尿酸浓度也仅能降低60～100 μmol/L。因此，当前医疗建议更倾向于推荐患者采用低嘌呤食物为主的膳食结构。

2.降尿酸药物应用指征

经一般治疗而血尿酸浓度仍在420～480 μmol/L。

每年急性发作在两次以上者。

有痛风石或尿酸盐沉积的X线证据者。

有肾结石及肾功能受损者。

3.降尿酸药物

用于减少尿酸生成的药物中，别嘌呤醇是当前常用的一种，其推荐剂量为每日3次，每次100 mg。随着血尿酸水平逐渐降低，可根据实际情况调整维持剂量。值得注意的是，在使用该药物的过程中可能会出现转移性痛风的症状，此时可以考虑结合秋水仙碱进行辅助治疗。

用于促进尿酸排泄的药物主要包括：①羧苯磺酸（丙磺舒），该药物主要作用机制是抑制肾脏对尿酸的再吸收。建议从较小剂量开始使用，起始用量为0.25 g，每日服用2次。在接下来的2周内，逐渐增加至每次0.5 g，每日3次，但一日剂量不应超过2 g。使用过程中可能出现的不良反应包括皮疹、发热、消化系统不适、肾绞痛以及急性痛风性关节炎的发作。其次，苯溴马隆（痛风利仙）也是一种选择，初始推荐剂量为25 mg/d，并可逐步上调至100 mg/d。与前一种药物相比，它的不良反应较为少见，但也可能引起胃肠道不适或肾绞痛等问题。需要注意的是，在应用上述任何一种促进尿酸排泄的药物时，通常还需要配合口服约3 g/d的碳酸氢钠来碱化尿液，并且鼓励患者多喝水以利于尿酸的有效排出。

氯沙坦具备增强尿酸排出的功效，对于同时患有高血压和高尿酸血症者而言，是一个较为理想的选择。

**（三）继发性痛风的治疗**

对于继发性痛风的处理，关键在于针对其基础疾病的治疗。在急性关节炎发作时，治疗方法与原发性痛风相似。而在降低血尿酸水平方面，别嘌呤醇是首选药物。

## 第五节 骨质疏松症

### 一、概述

骨质疏松症（osteoporosis，OP）是一种主要影响老年人群的代谢性疾病，具有较高的发病率和死亡率。特别是在绝经后的女性中，这一疾病的患病率可达30%～50%。

该病症最突出的特点是容易导致病理性骨折，尤其是髋部骨折及其相关并发症，这对老年患者构成了极其严重的健康威胁，其中死亡率约为20%，致残率则达到50%。如果能够及早诊断并采取有效的预防措施，则可以显著降低骨折的发生率，并有效避免后续骨折事件的发生。

通常情况下，无论性别如何，个体从35岁左右开始出现骨量的自然下降。这种非疾病状态下的骨密度降低现象被称为骨贫或骨质缺乏。当受到多种因素影响导致骨量快速流失时，全身骨骼总量减少，骨皮质厚度减小，小梁骨结构变得稀疏、变形且排列紊乱，同时伴随钙含量下降，使得骨骼变得更加脆弱易碎，患者可能会出现骨痛等症状，并且容易发生病理性骨折，这种情况被定义为骨质疏松症。

## 二、分类

骨质疏松症主要分为两大类：原发性和继发性。前者涵盖了几种特定的情况，包括青少年型、特发型以及成人型骨质疏松症。成人型骨质疏松进一步细分为两种类型：Ⅰ型，即高转换率型，通常指绝经后女性中发生的骨密度下降（影响年龄大致在绝经至70岁之间）；Ⅱ型，则是低转换率型的老年性骨质疏松。对于继发性骨质疏松而言，其发病原因多样，可能与某些内分泌代谢障碍相关，例如甲状腺功能亢进症、糖尿病或甲状旁腺功能亢进等；此外，胃肠道疾病、肾脏问题、结缔组织病以及类风湿关节炎也可能是诱因之一。除此之外，长期服用某些药物或是身体长时间缺乏运动也会导致此类病症的发生。

对于老年人群体而言，骨质疏松症是一种常见病症。在女性中，该病通常发生在绝经后20年以上；而在男性中，则主要出现在60岁以上的年龄段。统计数据表明，女性患病的概率显著高于男性，比例大约为2∶1。此疾病导致的骨骼质量下降涉及小梁骨与皮质骨，且患者易发骨折的位置多集中在脊柱（尤其是楔形压缩性骨折）及髋部（如股骨颈或大转子区域）。

## 三、病因及发病机制

老年性骨质疏松症与内分泌紊乱、钙摄入及吸收不足和运动负荷减少有关。

骨质疏松症首先与年龄有关，随着年龄的增长，成骨细胞的活性减弱，造成骨小梁变细但不穿孔，骨吸收大于骨形成。其次随着年龄增加肾功能减退，羟化酶活性原发性降低，维生素D受体合成减少，1,25-（OH）$_2$D$_3$合成减少，造成肠钙吸收减少和血钙降低，刺激甲状旁腺素（PTH）分泌增加。继发性甲状旁腺功能亢进加速老年性骨丢失，参与老年性骨质疏松症的发生。又因老年人活动少，日晒不足，维生素D普遍缺乏。加之老年人摄入量减少，从而引起维生素和微量元素的缺乏。随着年龄增加，甲状腺C细胞功能减退，使降钙素分泌减少，都会引起骨吸收和骨脆性增加及骨量减少。加之骨细胞功能衰退，降低了微小骨折的修复能力，因此老年性骨质疏松患者易于骨折。

## 四、临床表现

年龄在70岁以上，男女的比例是1：2。

疼痛：以腰背疼痛为主占70%～80%，由脊柱向两侧扩散，久坐或久立疼痛加重，仰卧或坐位疼痛减轻，有时为负重性疼痛。

身高缩短和驼背：正常人有24节椎体，每个椎体高度约2 cm，老年性骨质疏松症每个椎体缩短2 mm，身长平均缩短3～6 cm。

骨折：是骨质疏松症最常见和最严重的并发症。骨折好发于脊柱的胸腰段、髋部和桡骨（如脊柱压缩性骨折、髋骨骨折和桡骨骨折），常在变换体位、持物和轻微外伤时发生，有时根本不被患者注意。

## 五、诊断及鉴别诊断

### （一）诊断

老年性骨质疏松症又称退行性骨质疏松症，是生物衰老在骨骼方面的特殊表现。其诊断主要通过临床表现及实验室检查。

### （二）鉴别诊断

内分泌性骨质疏松症：如甲状旁腺功能亢进、类固醇性骨质疏松症、佝偻病或骨软化症。

血液系统疾病：如骨髓瘤。

结缔组织疾病：如系统性红斑狼疮（SLE）。

其他继发性骨质疏松症：如糖皮质激素大量使用。

## 六、预防及治疗

### （一）预防

骨质疏松的发生与骨峰值骨量和骨量丢失强度、起始时间、速度及持续时间有关。因此应争取在年轻时获得最佳骨峰值，减缓骨丢失速度，避免和消除各种危险因素，预防骨质疏松症的发生。如少吸烟、多运动（特别是有规律的负重运动）、不过度饮用咖啡、高钙饮食（≥1000 mg/d）、肉类食物适量、多食乳制品及绿色蔬菜、防止跌倒、避免用导致骨丢失的药物等。

### （二）药物治疗

1. 对症治疗

非甾体类抗炎药（如西乐葆，塞来昔布200～400 mg/d；莫比可，美洛昔康7.5～15.0 mg/d）、固定及矫形、骨折治疗等。

2. 钙剂及维生素D活性代谢物治疗

从儿童到青少年都需要充足的钙摄入，绝经后的妇女适当补钙也是必要的。人体仅通过饮食不能获得充足的维生素D，日光照射和补充维生素D是必需的。

成人钙摄入800～1000 mg/d，青年及怀孕妇女1200 mg/d，绝经后的妇女1500～2000 mg/d，同时给予维生素D，成人400 U/d，老年人可增加2～3倍。在冬季还可以服用骨化三醇（0.25～0.50 μg/d）或阿法骨化醇（0.5～1.0 μg/d），可服用3～6个月。

老年人补钙要点：①少量多次，老年人钙吸收能力仅为年轻人的1/4，应少量多次补钙，便秘者避免用碳酸钙；②餐后服用，老年人胃酸低，利用餐后高胃酸帮助钙吸收；③老年人肾功能不全较多见，应尽量少选磷酸钙；④合用活性维生素D，以加强钙吸收。

3. 雌激素和选择性雌激素受体调节剂治疗

用药期间高度警惕雌激素的不良反应，定期做妇科和乳腺的检查，最好短期服用。对老年人不推荐使用。

4. 降钙素治疗

对骨质疏松引起的骨痛有显著的止痛效果，但费用较高，需长期反复注射。近年有鼻吸剂的应用。

常用药物：密盖息、益盖宁。

作用机制：对神经系统的作用——快速的中枢镇痛作用；对肾脏的作用——减少肾小管对钙磷的重吸收，尿钙、尿磷和尿镁的排泄增加；对胃肠道的作用——抑制胃酸、胃泌素的分泌，使食欲下降，摄取钙磷减少。

注意事项：同时补钙、个体化及间隙应用。

降钙素的不良反应：消化道反应，如恶心、呕吐、腹泻、口干等；血管舒缩反应，如面潮红、发热、心悸等；局部反应，如皮疹、疼痛等。

5. 二磷酸盐治疗

具有抗骨吸收的能力，可使破骨细胞的数量减少、活性降低。

常用药物：①第一代，羟乙基二磷酸盐、双氯二磷酸盐；②第二代，帕米双膦酸盐；③第三代，阿仑磷酸盐。

目前主要用第三代的阿仑磷酸盐，如固邦10 mg/d，福善美每周70 mg，疗程6个月。

二磷酸盐的使用注意事项：①服用方法，空腹服药，200 mL清水送服，与食物、钙剂的摄入相隔时间至少30 min，禁止与氨基苷类抗生素同时使用。②因药物对食管有强烈的刺激作用，故服药后应保持站立或坐位至少30 min，绝对不能平卧，一旦患者有吞咽困难、吞咽疼痛和胸骨后疼痛，应立即停药。③服用二磷酸盐药物应加服钙剂（不同时服），以协助增加骨量，同时避免发生低血钙。④轻—中度肾功能不全可以按常规使用，但此类药物主要经肾脏排泄，重度肾功能不全者不能使用。⑤有低钠血症、食管病变者禁止使用。⑥孕妇、哺乳期妇女不使用。

二磷酸盐治疗的不良反应：少数患者可见胃肠道反应，如恶心、腹胀、腹痛、便秘等；部分患者偶有头痛、骨骼肌疼痛。不良反应往往随治疗的继续而消失。

## 第六节 甲状腺疾病

### 一、概述

甲状腺是人体最大的内分泌腺，其分泌的甲状腺激素在人体生长发育及物质代谢和能量代谢中发挥重要作用，是调节人体糖、脂肪、蛋白质代谢，保持体温恒定，促进人体生长发育的重要物质。甲状腺激素（thyroid hormone，TH）包括三碘甲状腺原氨酸（T3）和甲状腺素（T4），其主要作用是通过T3同受体以及其他相关蛋白质相互作用后，调控靶基因的转录和蛋白质的表达而实现的。

甲状腺的基本组织结构和功能单位是甲状腺滤泡。滤泡细胞旁有少量体积较大的滤泡旁细胞（C细胞）。滤泡腔内含有大量胶质体，胶质内贮存有滤泡细胞分泌的甲状腺球蛋白（Tg）。合成的TH以Tg形式储存于甲状腺滤泡腔内。在正常情况下，贮存在Tg中的TH可供应100天左右的代谢需要。

甲状腺功能主要受下丘脑分泌的促甲状腺激素释放激素（thyrotropin releasing hormone，TRH）与垂体分泌的促甲状腺激素（thyroid stimulating hormone，TSH）的调节。此外，甲状腺还可进行自身调节。TSH是调节甲状腺功能的主要激素。

老年是生命过程中组织与器官趋向老化，生理功能日趋衰退的阶段。内分泌系统同样会出现衰老趋势，老年期甲状腺与其他内分泌系统一样，也会出现衰老性变化，主要表现为：甲状腺呈一定程度的萎缩和纤维化，炎性细胞浸润及滤泡的数目减少，残余滤泡上皮细胞也变得矮小，滤泡内胶质和分泌颗粒均减少，使甲状腺激素的合成、运输、降解发生改变，甲状腺功能也随之下降。

随着年龄的增长，甲状腺激素的分泌逐渐减少可以看作是机体的一种自我调节、自我保护的过程。健康老年人下丘脑TRH的合成和释放随着年龄的增长而逐渐减少，TSH水平维持在正常或正常低限，甲状腺激素分泌减少，血清T3随增龄逐渐下降，反T3（RT3）增高，但血清总T4（TT4）和游离T4（FT4）的水平与年轻人相比无显著差异。一方面是由于老年人基础代谢率降低、热量摄入减少，另一方面由于老年人常常合并有糖尿病、高血压、心脏病、感染及肝、肾功能异常等各种病理生理情况，1型脱碘酶活性降低，T4向T3转换减少，造成血清T3降低。老年人体内T4分泌也减少，但由于垂体对血液循环中T3、T4的反馈调节敏感性增加，同时身体其他脏器对甲状腺激素敏感性降低，血液循环T4的降解也减少，所以血清T4浓度能保持相对稳定。

随着社会的老龄化，衰老相关的研究越来越被人们所重视。很多研究表明，随着衰老，甲状腺结节及甲状腺功能紊乱的患病率逐渐上升，包括甲状腺功能减退症（甲减）、亚临床甲减症、甲状腺功能亢进症（甲亢）、亚临床甲亢症。

## 二、老年甲状腺功能减退症

甲状腺功能减退症（简称甲减）是由甲状腺激素分泌和合成减少或组织利用不足导致的全身代谢减低综合征。

### （一）病因

老年甲减98%以上系由甲状腺本身疾病引起。原发性甲减的主要原因有甲状腺组织功能损伤和甲状腺激素合成障碍，老年性甲减大多与甲状腺组织功能受损有关。医源性甲状腺功能减退也是老年甲状腺功能减退的重要原因之一，甚至有研究报道发生率达42.37%。其他病因包括甲状腺激素合成障碍和继发性甲状腺功能减低。甲状腺激素抵抗极为罕见。

### （二）临床表现

老年甲减的症状与甲状腺激素不足引起产热效应低、中枢神经系统兴奋性降低、外周交感神经兴奋和糖、脂肪、蛋白质代谢异常密切相关。但临床症状较少，不典型，易造成误诊、漏诊。

老年甲状腺功能减退主要表现为乏力、畏寒、体重增加、淡漠、感觉异常、动作减慢、智力减退、食欲减退、便秘等，这些症状易与衰老本身伴随的症状混淆而不易引起足够重视，这可能与衰老过程本身伴随甲状腺激素水平的变化有一定关系。

乏力、怕冷是最常见的症状，常伴有皮肤干燥、毛发脱落、面色苍白水肿、表情淡漠、少言懒动、食欲减退但体重增加。由于甲状腺激素分泌减少造成胆固醇分解下降，肾脏对尿酸的排泄减少，表现为高胆固醇、高甘油三酯、高低密度脂蛋白血症，高尿酸血症，甚至出现假性痛风。甲减患者关节渗出液中含有焦磷酸钙结晶，这点可与真性痛风鉴别。老年甲状腺功能减退患者肌病比较多见，主要累及肩部和背部肌肉，可有肌肉无力，也可有肌肉疼痛、强直或痉挛等症状，血中肌酸激酶升高。

心脏是甲状腺激素的重要靶器官之一，甲状腺功能减退可导致多种心血管并发症的出现。甲状腺激素分泌减少可造成心肌细胞内水钠潴留，细胞肿胀、变性、坏死、断裂，细胞间黏多糖蛋白沉积，间质水肿，血管内皮舒缩功能障碍，血管通透性增加，使心肌黏液性水肿、纤维化，心脏扩大，心脏超声检查常提示有心包积液，同时可伴胸腔或腹腔积液。甲状腺功能减退使心肌细胞 $Na^+$-$K^+$-ATP酶的活性和肌浆网 $Ca^{2+}$-ATP酶的活性降低，影响肌球蛋白ATP酶的活性，使心肌收缩力降低，心输出量减少。由于甲状腺功能减退时，脂质代谢紊乱产生高脂血症，尤其是高LDL-C血症，同时血管内皮细胞功能障碍引起凝血及血管屏障功能改变，血管平滑肌细胞舒张性下降导致舒张期高血压及激活的脂质过氧化反应等因素，均促进动脉粥样硬化的发生与发展，在老年人群中易导致冠状动脉粥样硬化性心脏病。

**（三）诊断及鉴别诊断**

由于老年甲状腺功能减退症状具有不典型性，对老年人往往很难仅凭临床症状及体征来诊断。加之在老年人中亚临床甲状腺功能减退的患病率更高，更缺乏明显的症状及体征，仅能靠实验室检查确诊，所以目前对于65岁以上有临床症状的老人，尤其是老年女性，推荐常规进行甲状腺功能的筛查。特别是对有不明原因贫血、乏力、便秘，以及冠心病久治不见好转的老年患者和原有甲状腺疾病的患者，及时检测甲状腺功能可减少老年甲减的误诊和漏诊。

甲状腺功能检测是诊断老年甲减的一线指标。原发性甲减患者的血清TSH增高，TT4和FT4降低。TSH、TT4和FT4的水平与病情程度相关。血清总T3（TT3）和游离T3（FT3）的水平可正常或减低。因为T3主要来源于外周组织T4的转换，而老年人由于1型脱碘酶活性降低，T4向T3的转换减少，可造成血清T3降低，所以T3水平不作为诊断原发性甲减的必备指标。亚临床甲减仅有TSH水平增高，TT4和FT4水平正常。继发性甲减主要包括由于垂体和下丘脑疾病导致的中枢性甲减，化验血清TSH、TT4和FT4水平均降低。

甲状腺过氧化物酶抗体（TPOAb）、甲状腺球蛋白抗体（TgAb）是确定原发性甲减病因的重要指标和诊断自身免疫甲状腺炎（包括桥本甲状腺炎、萎缩性甲状腺炎）的主要指标。一般认为TPOAb的意义较为肯定。

老年甲减诊断并不困难，关键在于提高对疾病的认识，对疑有老年甲减的患者应及时进行甲状腺功能检查，做到早期诊断，早期治疗。

老年甲减的诊断需依赖甲状腺功能的检测，所以临床上发现TSH增高的患者，应排除其他原因引起的TSH升高。常见的原因如下：①TSH测定干扰。被检者体内存在抗TSH自身抗体可以引起血清TSH测定值假性增高，但TT4和FT4正常。②低T3综合征的恢复期。低T3综合征恢复期时，由于机体解除了应激状态，血中皮质醇、儿茶酚胺水平下降，解除了对TRH的抑制作用，同时5′-单脱碘酶活性恢复正常，血清TSH可以增高至5～20 mU/L。这是机体对应激状态的一种调整。③20%的中枢性甲减患者表现为轻度TSH增高（5～10 mU/L）。④肾功能不全。10.5%的终末期肾病患者有TSH增高，可能与血清中TSH清除减慢、过量碘摄入、结合于蛋白的甲状腺激素从肾脏丢失过多有关。⑤糖皮质激素缺乏也可以导致轻度TSH增高。⑥生理适应。有研究显示，当人体暴露于寒冷环境中9个月时，血清TSH水平可升高30%～50%。

**（四）治疗**

老年甲减的治疗目标为临床甲减症状、体征消失，血清TSH、TT4、FT4维持在正常范围。首选左旋甲状腺激素（L-T4）替代疗法，一般需终身替代。治疗的剂量取决于患者的病情、年龄、体重和个体差异。总剂量需随年龄的增加而减少。原则上从小剂量开始，逐渐加量，大约1.0 μg/（kg·d）。老年患者使用左旋甲状腺素前需常规评价心脏状态，起始剂量一般为每天25～50 pg，如合并心血管系统疾病，可以从更低的每天12.5 μg开始，每3～4周增加12.5～25.0 μg，直到血清TSH降至正常范围。近年也有研究显示，在无心血管疾病的甲状腺功能减退患者中，开始甲状腺素替代治疗时即用足全量是安全的，并且与低起始剂量的疗法相比更方便、经济。但是这种方法在老年人中使用仍需谨慎。

理想的服药时间为早餐前，与其他药物的服用间隔应在4 h以上。肠道吸收不良和氢氧化铝、碳酸钙、消胆安、硫糖铝、硫酸亚铁和食物纤维添加剂等可影响L-T4的吸收。苯巴比妥、苯妥英钠、卡马西平、利福平、异烟肼、洛伐他汀和胺碘酮等老年人的常用药物可以加速L-T4的清除。

对老年人的亚临床甲状腺功能减退是否进行甲状腺激素替代治疗至今仍存在争议。老年亚临床甲减的主要不良后果为发展为临床甲减。英国Whickham前瞻性研究证实，单纯甲状腺自身抗体阳性、单纯亚临床甲减、甲状腺自身抗体阳性合并亚临床甲减每年发展为临床甲减的概率分别为2%、3%和5%。亚临床甲减本身也是脂质代谢紊乱、动脉粥样硬化、心脏功能不全和记忆力下降、认知力受损、抑郁等某些神经心理疾病的危险因素。目前尚无研究证实治疗亚临床甲减可以降低甲减的发病率和病死率。对亚临床甲减进行治疗的潜在风险主要在于进展为亚临床甲状腺功能亢进。目前绝大多数学者认为对于血清TSH > 10.0 mU/L的患者应给予治疗，目标和方法与临床甲减的治疗一致。应定期监测TSH水平，防止L-T4过量导致心房颤动和骨质疏松。当血清TSH在4.0 ~ 10.0 mU/L之间时不主张给予L-T4替代治疗，仅监测TSH变化即可。对于此类患者同时合并TPOAb阳性，需密切观察TSH变化，因为这类患者发展为临床甲减的概率较大。

## 三、老年甲状腺功能亢进症

甲状腺毒症是指血液循环中甲状腺激素过多，引起以神经、循环及消化等系统兴奋性增高和代谢亢进为主要表现的一组临床综合征。其中由甲状腺腺体本身功能亢进，合成和分泌甲状腺激素增多所导致的甲状腺毒症称为甲状腺功能亢进症。老年甲亢与其他人群甲亢的病因及病理生理并无本质的不同。

### （一）病因

与中青年甲亢不同，老年人甲状腺功能亢进症大多因毒性多结节性甲状腺肿引起，尤其是服用较大量碘剂（碘甲亢）者，其次为毒性弥漫性甲状腺肿。垂体TSH瘤较为罕见。Graves病较青年人少见。

### （二）临床表现

老年人由于内分泌功能减退，下丘脑和垂体对甲状腺的调节作用减弱，甲状腺组织也出现萎缩，一部分腺体细胞被纤维组织所代替，甲状腺激素的合成与分泌减少，同时外周组织对甲状腺激素反应减弱，所以，老年甲亢起病缓慢，病程较长，症状较轻微、不典型，容易误诊漏诊。1931年Lanay首先提出淡漠型甲亢，约占老年甲亢的20%。其发病机制具体不清，可能是由于甲亢长期未得到治疗，机体严重消耗所致。常表现为乏力、心悸、厌食、抑郁、嗜睡和体重明显减少。

老年甲亢与年轻人相比，多无心悸、多食、多汗等表现，反而表现为厌食、恶心、呕吐、便秘，甚至发生恶病质。老年甲亢常见乏力和肌肉软弱无力症状，表现为四肢远端肌无力、肌萎缩，上、下楼和蹲起时行动困难，有的可以出现眼肌或低钾周期性瘫痪等。老年甲亢震颤较为多见，尤其双手平举向前伸出时易发生。但因老年人震颤可由多种原因引起，因此并不具备诊断的特异性。

并发症常常是老年甲亢的首发症状。心律失常，特别是心房颤动非常常见，高达50%，约是中青年甲亢患者的8倍。在老年人不明原因的心房颤动中约有10%是甲亢引起。老年甲亢伴心房颤动与年轻人不同，其心率一般较慢，多不超过100次/min，甲亢控制后转为窦性心律的可能性较小。老年人常常合并高血压病、冠心病等基础心血管疾病，甲亢时易发生心力衰竭、心绞痛和心肌梗死等，因此当老年人发生了难以控制的心力衰竭时，应考虑是否有甲亢的可能。

**（三）诊断及鉴别诊断**

老年甲亢常起病隐匿，多无典型的高代谢症状和神经兴奋症状，常常因为某一系统的突出表现而掩盖甲亢的典型症状，容易被误诊为心脏病、胃肠道疾病，甚至恶性肿瘤等。因此，老年患者中出现原因不明的心动过速且休息或睡眠时心率仍快，阵发性或持续性房颤，对洋地黄制剂反应差，以及存在表情淡漠、厌食、腹泻、消瘦或衰竭等情况均应考虑甲亢的可能，应及时检查甲状腺功能，做到早期诊断，及时治疗。

血清敏感TSH是国际上公认的诊断甲亢的首选指标，可以作为单一指标进行甲亢的筛查。临床甲亢是指血清TSH降低（一般小于0.1 mU/L），TT3、TT4、FT3、FT4增高。老年人也可仅有FT4或FT3升高，即T4甲亢和T3甲亢，亚临床甲亢则指TSH低于正常下限而TT3、TT4、FT3、FT4水平正常。

甲状腺B超可以及时发现甲状腺的结构改变。Graves病常表现为弥漫性甲状腺肿大，血流丰富；而结节性甲状腺肿则多表现为甲状腺多发结节。结节边界较清晰，周边可有血流，结节内可以出现囊性变。甲状腺核素扫描高功能腺瘤呈现典型的热结节，周围组织和对侧甲状腺组织受抑制或者不显像。甲状腺吸$^{131}$I率检查可以将破坏性甲状腺毒症（例如亚急性甲状腺炎、安静型甲状腺炎）、碘甲亢和外源性甲状腺激素摄入过多所致甲状腺毒症与甲状腺自身功能亢进所致的甲状腺毒症相鉴别，前三者甲状腺吸$^{131}$I率降低，而后者甲状腺吸$^{131}$I率增高，高峰前移。老年人常因患有多种疾病长期服用多种药物，许多药物能够影响吸$^{131}$I试验的准确性，尤其是含碘的多种营养素、胺碘酮和造影剂等，需加注意。

**（四）治疗**

甲亢的一般治疗包括免碘饮食，休息，补充足够热量和营养。尤其是淡漠型甲亢患者，由于长期消耗且年龄较大，应注重全身支持治疗及心理安慰，并给予高蛋白、高维生素饮食。心悸明显者可以给予β受体阻滞剂，如普萘洛尔（心得安）10～20 mg，每日3次，或美托洛尔25～50 mg，每日2次。但老年患者如合并患有支气管哮喘、心力衰竭、房室传导阻滞者禁用，合并2型糖尿病者慎用。失眠者可以给予苯二氮䓬类镇静药。

抗甲亢的治疗目前有3种，分别为抗甲状腺药物治疗、放射性$^{131}$I治疗和甲状腺次全切除手术。老年人因多患有循环、呼吸、内分泌代谢及神经系统等多种疾病，心肺功能常常不能耐受手术治疗，只有在甲状腺肿大并引起压迫症状或者怀疑有恶性肿瘤的情况下才考虑手术治疗。近年来，国内外对老年人甲亢多主张首选放射性$^{131}$I治疗，中国甲状腺疾病诊治指南已将老年甲亢列为放射性$^{131}$I治疗的适应证之一。因老年人对同位素的敏感性比较差，常需要重复治疗。

抗甲状腺药物治疗依然是老年甲亢的常用治疗方法之一。常用的抗甲状腺药物有甲巯咪唑（ATD）和丙硫氧嘧啶（PTU），其主要机制为抑制甲状腺激素的合成和TSH受体抗体形成。近年来研究认为甲巯咪唑的免疫抑制作用的主要靶点是甲状腺滤泡细胞，作用效果主要取决于药物在甲状腺内的浓度。甲巯咪唑15～20 mg每日1次顿服，其疗效与传统的10 mg每日3次的疗效相似，而药物的不良反应大大减少。同时，每日一次顿服提高患者的治疗依从性，对记忆力减退的老年人尤为适宜。PTU的常规使用剂量为100 mg，每日3次。在甲亢临床症状基本缓解，同时实验室测试甲状腺功能基本正常后可开始减量。药物减量的基本原则为先快后慢，前期可在1～2个月内减少甲巯咪唑5 mg或PTU50～100 mg，待病情进入稳定阶段需放慢减药速度，同时延长观察间隔至每2～3个月一次。

通常在治疗一年左右的时候进入维持量治疗阶段。对于老年患者，维持治疗的剂量有时可减至甲巯咪唑2.5 mg每日或者隔日一次。理论上甲亢可以通过口服药物达到完全临床治愈并停药，但是对于病情易反复，同时又不适合其他治疗方法的老年患者，也可选择小剂量药物长期维持治疗，以达到稳定控制病情的目的。

对于亚临床甲亢的治疗意见尚不一致。亚临床甲亢的主要不良后果有：①发展为临床甲亢。TEARS研究发现，亚临床甲亢的患者诊断后不经治疗，2年、5年、7年后有0.5%～0.7%的患者进展为临床甲亢，其中81.8%、67.5%、63.0%仍为亚临床甲亢，而17.2%、31.5%、35.6%的患者则恢复正常。我国的研究显示，亚临床甲亢5年发展为临床甲亢者为5.4%。②对心血管系统、骨骼和老年认知功能的影响。TEARS研究证实，亚临床甲亢可增加冠心病、心律失常、骨折和老年痴呆的发病危险，排除由亚临床甲亢发展为临床甲亢的患者后，仍与冠心病、心律失常和老年痴呆的发生相关。Cappola研究也证实亚临床甲亢者心房颤动的发生率显著高于甲状腺功能正常者。因此，老年人如诊断亚临床甲亢需在2～4个月时复查，以排除一过性TSH降低。对确诊为持续性亚临床甲亢的老年患者，原则上将TSH划分为两部分，血清TSH在0.1～0.4 mU/L为部分抑制，血清TSH小于0.1 mU/L为完全抑制。对于完全抑制的患者应给予ATD治疗或者病因治疗，对于部分抑制患者可以定期观察。对于合并严重骨质疏松、冠心病、房颤或明显甲亢症状的患者应考虑给予ATD治疗。

# 第六章 老年血液系统疾病

## 第一节 白血病

白血病是一类源于造血干细胞的恶性疾病。其特征为造血干细胞在多种因素的作用下，发生恶性转变而成为具有恶性肿瘤细胞特征的白血病细胞，丧失进一步分化成熟的能力，或导致增殖与分化能力不平衡。这些细胞无限增殖，广泛浸润骨髓及其他组织器官，使正常造血受抑制，组织脏器的正常结构及功能遭到破坏。

成年后白血病的发病率随着年龄的增长而呈上升趋势，60～69岁组发病率最高。随着社会人口老龄化，老年人白血病患者将越来越多。在急性白血病中，急性粒细胞白血病、急性单核细胞白血病（尤其后者）是老年人中常见的类型。我国慢性粒细胞性白血病发病在慢性白血病中占据首位；但欧美国家慢性淋巴细胞白血病占慢性白血病的60%。黄种人与白种人在CLL与CML发病频率上显示出国家、种族间的显著差异。

### 一、急性白血病

#### （一）病因及发病机制

白血病的病因比较复杂，目前多数学者认为白血病是多种致病因素综合作用的结果，但多种因素作用的确切机制尚未阐明。近年来由于分子生物学技术和分子病毒学的迅速发展，病毒在白血病发病中的重要作用已越来越得到证实。HTLV-1（humanT-cell lymphotropic virus-1，成人T淋巴细胞病毒）是第一个被证实与成人T细胞淋巴瘤/T淋巴细胞白血病发病直接有关的病毒。流行病学调查表明，放射性核素或放射线、化学毒物（苯类）、烷化剂、氯霉素、乙双吗啉为白血病的高危因素。此外，某些家族白血病发病率、孪生子白血病发病率、某些遗传病（如Down综合征、Fanconi贫血）患者白血病发病率显著高于正常人群，提示白血病的发病与遗传因素有关。[①]

#### （二）临床表现

急性白血病（AL）的症状和体征主要与正常骨髓造血功能受抑制及肿瘤细胞对组织器官的浸润有关。急性白血病的起病方式可以表现为突发性、急性起病，也可以从其他骨髓增殖性疾病（如CML、真性红细胞增多症、骨髓纤维化或骨髓增生异常综合

①郑金娥，薛维，杜雯，等.急性髓系白血病的精准诊治[J].巴楚医学，2025，8（1）：1-11.

征等）转化而来。此类白血病可见于任何年龄。老年患者起病可较为缓慢、隐袭，多以易倦、乏力、进展缓慢的贫血及低热为主要表现，伴有其他疾病或由其他疾病（如MDS）转化而来的急性髓性白血病患者临床发病可呈多样性，缺乏特异性，常表现为原有疾病的突然加重或对原治疗方案缺乏反应。

**（三）实验室检查**

1.外周血

白细胞大多数增多，也可正常或降低，可出现原始、幼稚细胞；红细胞、血红蛋白、血小板减少。血红蛋白、血小板减少程度一般与白血病病情平行。

2.骨髓象

除少数低增生性白血病外，骨髓有核细胞增生明显或极度活跃，原始细胞不少于30%，正常造血受抑制，AML的白细胞内可发现Auer小体。

3.细胞化学和免疫学检查

对确定白血病细胞的类型和急性白血病的分型具有极重要的意义。

4.染色体检查

采用高分辨技术，90%～95%的白血病可检出染色体异常，部分核型具有特征性，如M3型的t（15；17），m2型的t（18；21），M4eo型的inv16。

5.电镜检查血小板过氧化物酶（PPO）

这对巨核细胞白血病的诊断具有重要价值。

6.骨髓活检

有辅助诊断价值。在骨髓增生低下或有骨髓纤维化时，易发生骨髓“干抽”现象，此时须做骨髓活检才能确诊。

**（四）诊断及鉴别诊断**

急性白血病的诊断主要根据临床表现和实验室检查，特别是血常规和骨髓象。急性淋巴细胞白血病和急性非淋巴细胞白血病的鉴别，FAB各亚型的确定及MIC分型依赖于细胞化学、免疫学、细胞遗传学，尤其是流式细胞仪所作的免疫学标志检查，对急性白血病的分类分型具有极其重要的意义。

急性白血病的诊断应除外各种病毒感染所致的血液学改变，如EB病毒感染所致的传染性单核细胞增多症，各种原因所致的类白血病反应，还要和骨髓转移癌、巨幼细胞性贫血、骨髓纤维化、溶血性贫血等进行鉴别。

**（五）治疗**

急性髓性白血病（AML）是老年人中常见类型。其治疗效果远不如年轻人。

临床上，老年AML患者对化疗的反应差，且对药物毒性的耐受性差。与年轻患者相比，老年AML多是在原有血液系统疾病的基础上继发的，或是继发于其他恶性肿瘤治疗后，部分发生在MDS后，多数病例对化疗药物高度抵抗，这是由多药耐药（MDRI）基因产物的过度表达和高度的药物渗出潜能所致。常伴有单体性7，5q-等不良核型改变，而预后较好的核型如t（8；21）、inv（16）、t（15；17）频率低。老年患者还带有一些与不良预后相关的特征，如不良的形态学类型（FAB：MO、M5、M6）频率高，白血病细胞不良免疫表达特征的表达，及健康骨髓的再生受限等，这些特点可以解释老年AML的不良预后。

1.化学治疗

由于老年AML有不利的临床和生物学特征，对患者抗白血病治疗后的相对高的死亡率，明显的毒性反应，以及部分老年患者不经化疗而有较长的生存期，因此有人提出这部分患者是否应承受抗白血病治疗的问题，有的甚至对化疗持反对态度。近来有研究报道在60岁以上患者中，接受常规化疗者与姑息治疗相比，其平均生存期由11周延长至21周，2年生存率由0上升到17%，治疗相关死亡率为20%～40%，可见化疗可明显延长老年AML患者的生存期。仅通过支持疗法或低剂量的化疗不能改善生存质量。

鉴于老年患者化疗方案的选择和预后的判断与疾病的生物学特点有关，并可通过核型得到反映，据此判断其是否适合强烈化疗。根据染色体检查和基因分析，以及流式细胞术检查$CD_{34}$细胞、MDR1基因及白血病原始细胞的药物渗出能力，可将老年AML患者分成若干组：①常规化疗组，一般适用于预后较好，全身状况良好，无严重并发症，无难以控制的感染的老年AML，可采用同年轻患者相似的化疗方案。以蒽环抗生素（如DNR）联用阿糖胞苷或高三尖杉酯碱联合阿糖胞苷最为常用，即DA、HA方案。DA方案（DNR 30～40 mg/m$^2$，1～3 d静脉注射；Ara-C100 mg肌内注射1～7 d，每12 h一次）。HA方案（2～6 mg/d，静脉滴注，Ara-C同上）。②对于预后较好，无严重并发症但存不良核型或其他生物特征（即$CD_{34}^+$/MDR1$^-$或高度的药物渗出性）的患者可以单用或联合应用新一代蒽环类药。③对预后很差，生存希望极小和（或）全身状况差，有严重并发症，有不良的生物学特征（包括继发性AML）的病例，采用姑息治疗，如羟其脲或Ara-C（10 mg/m$^2$，14～28 d）等温和的治疗方案。这样分组既避免了给予预后不良患者过多的不必要的化疗，也可防止本来有希望长期完全缓解的患者失去强化疗的机会。

2.造血生长因子

老年AML患者化疗后感染的风险增加，主要的致命并发症是难于控制的感染，这是由中性粒细胞减少持续时间长且很难纠正所致。为降低感染的死亡率，缩短化疗的间歇期，可使用造血生长因子（如G-CSF和GM-CSF）来改善治疗效果。

3.支持治疗

老年人各器官（包括骨髓）的功能逐渐衰退，重要脏器常伴有其他基础疾病，对化疗的耐受性明显降低。因此改善患者的全身状况，加强支持治疗，是改变预后的重要因素。如根据临床需要输注丙种球蛋白、有效的抗生素控制感染，输注新鲜成分血等。

4.造血干细胞移植

造血干细胞移植是目前治愈急性白血病的途径之一，但有年龄限制。异基因造血干细胞移植限制患者年龄在50岁以内。自身造血干细胞移植的年龄一般放宽至60岁。若患者一般状况良好，各脏器功能正常，其白血病细胞对化疗敏感，则自身造血干细胞移植的年龄还可适当放宽。由于移植相关死亡率在老年患者较高，故造血干细胞移植的预处理不宜过强，且应注意个体化，国外近年来开展的非清髓性造血干细胞移植的年龄已放宽至70岁。

## 二、慢性粒细胞性白血病

慢性粒细胞性白血病（chronic myelocytic leukemia，CML）是一种起源于多能造血干细胞的恶性克隆增殖性疾病，它累及粒细胞系、红细胞系、巨核细胞系、B淋巴细胞系，某些时候甚至累及T淋巴细胞系。

### （一）病因及发病机制

病因仍未十分清楚，其特点为9号及22号染色体的长臂各有一段发生断裂和互相易位t（9；22）（q34；q11），结果9号染色体上的abl原癌基因转移至22号染色体断裂点集簇区bcr基因的5′端，出现一新的异常融合基因bcr/abl，该基因编码蛋白质P210。P210具有高度酪氨酸蛋白激酶活性，其在CML的发病过程中起着关键作用。

### （二）临床表现

高峰发病年龄为50～60岁。CML起病缓慢，常见症状有贫血、轻度出血、脾脏肿大、多汗及体重下降等。出血多表现为皮肤瘀斑或鼻出血，间有由脾周围炎及梗死而引起左上腹剧烈疼痛，偶有因脾破裂而就诊者。CML的主要体征是脾脏肿大，大多数患者都可在肋缘下触及肿大脾脏，但有10%～15%的患者腹部触及不到脾脏。当疾病进入加速期时，患者贫血加重，出血比以前广泛或加重，并出现发热、夜间出汗和脾脏肿大加速，也可能只有骨髓和外周血检查的改变。当疾病进入急变期，上述表现明显加重。

### （三）实验室检查

1.外周血常规

白细胞数明显增高，常超过$20×10^9$/L，可达$1000×10^9$/L，以中晚幼和杆核粒细胞为主，嗜酸及嗜碱粒细胞增多，原始加早幼粒细胞一般低于10%。血小板数正常或升高，可达$1000×10^9$/L。加速期后血小板数下降，原始细胞（Ⅰ型＋Ⅱ型）高于10%，外周血嗜碱粒细胞高于20%。

2.骨髓象

骨髓增生明显或极度活跃。粒系明显增多，以中晚幼及杆核粒细胞为主，原始粒细胞少于10%，红系受抑，巨核细胞增多或正常。急变后呈急性白血病骨髓象。

3.中性粒细胞碱性磷酸酶（NAP）

活性明显降低或阴性反应。

4.遗传学检查

95%以上有Ph染色体t（9；22），98%以上可检出bcr/abl融合基因。急变期可检出其他染色体异常。

5.骨髓活检

除见涂片类似变化外，可见网状纤维增生。

### （四）诊断及鉴别诊断

根据脾脏肿大、白细胞数增高，外周血可见中晚幼和杆核粒细胞，嗜酸及嗜碱粒细胞增多，骨髓增生明显或极度活跃，原始粒细胞低于10%，Ph染色体阳性和bcr/abl融合基因阳性，中性粒细胞碱性磷酸酶（NAP）活性明显降低或阴性反应等，诊断该病一般不困难。应注意有5%的病例Ph染色体阴性，个别病例bcr/abl融合基因阴性。

鉴别诊断须排除类白血病反应、其他类型的骨髓增殖性疾病、CMML及其他类型的骨髓增生异常综合征，该病在中、晚期可以合并继发性骨髓纤维化。

### （五）治疗

1.化学药物

羟基脲正在替代白消安成为CML慢性期治疗的首选药，在加速期和急变期亦可使用。一般开始剂量成人为2～4 g/d，待白细胞数降至（5～10）$×10^9$/L时暂时停药，停药后白细胞数很快上升，故一般在血常规正常后用羟基脲0.5～1.0 g/d作维持治疗。此外高三尖杉酯碱、阿糖胞苷（Ara-C）等对本病也有效。

2.生物调节治疗

干扰素IFN-α可诱导恶性克隆细胞凋亡并抑制其增殖，用法（3～9）$×10^9$ U/次，隔日一次。CR后改为$3×10^6$ U，隔1～2天1次，持续1～1.5年不等。

3.白细胞介素2（IL−2）

主要治疗加速、急变期的CML。在免疫活性方面能诱导及增强自然杀伤细胞（NK细胞）、LAK细胞的活力。毒性作用较小，老年患者可耐受。

4.格列卫

格列卫是一种有效的和特异性较好的酪氨酸激酶抑制剂。主要毒副作用是恶心、肌肉酸痛、头痛、呕吐、疲乏和腹泻，多数患者能够耐受，但也发现个别病例出现严重的中性粒细胞减少和血小板减少。另外在该药开始应用前48 h，主张给予别嘌呤醇，以减少尿酸形成，避免引起肾小管堵塞和可能发生的“肿瘤溶解综合征”。

5.造血干细胞移植

见急性白血病部分。

## 三、慢性淋巴细胞白血病

慢性淋巴细胞白血病（CLL）简称慢淋，老年人发病率高，超过60岁的人群发病率为20/10万。男女发病比为2∶1。本病在西方白种人中是白血病的常见类型，占所有白血病的25%～30%，发病居白血病中的第二位。日本、中国和其他亚洲国家则较为少见，占白血病总数的2%～5%。

### （一）病因及发病机制

CLL是淋巴细胞的增生与蓄积所致的一种疾病，95%的患者为B细胞表型，T细胞表型很少见，只占2%～5%。本病多侵犯淋巴结、脾脏和骨髓，除了有血液形态学变化，还有免疫球蛋白的异常，故被认为是“免疫无能性淋巴细胞蓄积病”。有关该病发病的地理及种族差异的原因还不很清楚，推测可能与遗传因素有关。

### （二）临床表现

CLL的初期症状常不明显。就诊时以一般症状为主，如乏力、体重减轻等。患者可因发热、出汗或皮肤瘙痒而来就诊。约25%的患者在确诊时没有症状，而是在血常规检查时发现的，有的患者甚至一直没有症状，而因并发症如感染等死亡。淋巴结肿大多为全身性的，常见于颈、腋下、腹股沟等处，无疼痛。肝脾肿大亦较常见。CLL发生急性变不像CML那样多见，发生急性变的原因不明，可能与化疗和（或）放疗有关。从CLL演变到急性变的时间间隔不等，有的只有一年，有的可长达二十年，一旦发生急性变，治疗效果差，常迅速死亡。

### （三）实验室检查

1.外周血常规

白细胞数增高，其中淋巴细胞占显著优势，淋巴细胞绝对计数大于$5×10^9/L$，为成熟淋巴细胞，是慢淋的显著特征。红细胞数、血红蛋白和血小板数在病程早期正常，在病程后期降低。

2.骨髓象

示骨髓增生活跃或明显活跃，成熟淋巴细胞占有核细胞不低于40%。慢淋的淋巴细胞具有下述表面抗原表型特点：$CD_{19}^{+}$、$CD_{20}^{+}$、$CD_{23}^{+}$、$CD_{5}^{+}$，单克隆轻链（κ或λ轻链），Sig弱表达。部分患者Coombs试验阳性。

**（四）诊断及鉴别诊断**

临床特征：老年发病、浅表淋巴结肿大、脾肿大。实验室检查符合：①外周血成熟淋巴细胞绝对数不低于$5\times10^{9}$/L。②骨髓增生活跃，淋巴细胞占有核细胞不低于40%。③增多的淋巴细胞具有前述表面抗原表型特点（少数具有T淋巴细胞或NK细胞表型特点）。具备三点即可诊断为慢淋。

本病须与感染（如传染病淋巴细胞增多症、传染性单核细胞增多症、百日咳等）引起的淋巴细胞增多、淋巴瘤、多毛细胞白血病、急性淋巴细胞白血病等鉴别。

**（五）治疗**

至今尚无根治慢淋的药物，化疗可改善病情、延长生长期，但不能治愈慢淋。对处于病情相对稳定的早期病例，不宜化疗；当病情进入活动期，出现有淋巴细胞数迅速增高、淋巴结和（或）肝脾进行性肿大、出现贫血或血小板减少诸项中的任何一项，即应进行治疗。

1.化疗

最常使用苯丁酸氮芥（瘤可宁）。开始口服4～6 mg/d，4～6周见效，当白细胞数降至基本正常时，减量为2～4 mg/d，维持一段时期，停药观察。复发时可重复使用。若患者有血小板减少或合并溶血性贫血时，应加用泼尼松40～60 mg/d。近年来应用新药氟达拉宾25～30 mg/$m^{2}$静脉推注1～5 d，每4周一次，总有效率及中数生存期均优于苯丁酸氮芥。

2.局部放射治疗

主要应用于巨脾伴脾功能亢进者。胸腺局部放疗对部分患者有效。

3.生物调节治疗

早期初治CLL应用干扰素IFN-α，有一定的疗效，（3～9）$\times10^{9}$ U/次，隔日一次。

# 第二节 恶性淋巴瘤

恶性淋巴瘤是一组起源于淋巴结和（或）结外淋巴组织的淋巴细胞或组织细胞的恶性肿瘤，按形态学特征可分为霍奇金病（Hodgkin's disease，HD）和非霍奇金淋巴瘤（Non-Hodgkin's lymphoma，NHL）两大类。我国以NHL多见。临床上以无痛性、进行性淋巴组织增生，尤以浅表淋巴结肿大为特征，常伴有肝脾肿大，晚期有贫血、发热和恶病质表现。其发病年龄有2个高峰，分别为15～34岁和60岁以后。老年人淋巴瘤绝大部分为NHL，而HD较少，与老年白血病同样被视为难治性肿瘤，缓解率低，早期死亡率高，预后差，治疗上较为棘手。

## 一、病因

尚不清楚，可能与下列因素有关。

HD患者中EB病毒、疱疹病毒Ⅱ和巨细胞病毒的血清抗体阳性率增高，有免疫缺陷或自体免疫性疾病的患者，HD发生的危险性增加。

NHL在一些免疫抑制（如肾移植者）及免疫功能过度的患者中发病的危险性增加，部分患者与人类T淋巴细胞白血病-淋巴瘤病毒（HTLV）或人类免疫缺陷病毒（HIV）感染有关。

## 二、临床表现

### （一）全身症状

1/4～1/3的HD患者，最初的症状是不明原因的发热和（或）盗汗，随之出现乏力和消瘦。发热可为持续性或间断性，有时有明显的周期性。周期性发热约见于1/6的HD患者。瘙痒是HD的特征性表现。约25%NHL有全身症状，发热较常见，热型不规则，NSAID可暂时控制体温。NHL皮肤瘙痒较少见。

### （二）肿瘤浸润表现

HD首发于浅表淋巴结者占90%以上，多为无痛性颈部或锁骨上淋巴结肿大，常单发，一般仅侵犯邻近的淋巴结区。NHL易发生远处迁徙，称“跳跃现象”。老年人淋巴瘤发病方式和临床表现多样化，多以原发部位的主要症状和体征而误诊为相应的常见病。淋巴瘤可累及以下部位。

1.咽淋巴环

表现为鼻塞、血涕、头痛、耳鸣和脑神经损伤。首发于扁桃体和舌根者可有咽痛、咽部异物感及吞咽阻挡感等。10%～20%的NHL原发于咽淋巴环。

2.胸膜、肺和纵隔

可有呼吸困难、咳嗽咯血、肺不张及胸腔积液等。原发于肺的HD极少，但侵犯至肺的高达10%～20%，胸膜更常受累。纵隔是HD的好发部位，早期常无症状，随着纵隔淋巴结肿大并融合成块，临床可出现上腔静脉压迫征及器官和膈神经受压征象。20%的NHL患者有纵隔或（和）肺门淋巴结肿大。

3.腹腔和胃肠道

好发于回肠及回盲部，其次为胃、肠系膜及腹膜后淋巴结。主要表现为腹块、腹痛、不完全性肠梗阻和便血等。原发于肝、脾的淋巴瘤少见，但病情进展侵犯肝脾多见。临床上有肝大、黄疸、肝功能受损的表现。

4.心脏

可引起大量心包积液，发生气急、发绀及心脏压塞等，若不及时处理，可发生休克而死亡。心房内淋巴瘤酷似黏液瘤。

5.骨骼

主要是转移和由邻近肿瘤浸润所致，可引起局部疼痛、压迫症状和病理性骨折，最常见受累部位为股骨和骨盆，骨受累者预后不良。

6.中枢神经系统

15%～20%的HD在疾病晚期发生中枢神经系统损害，临床上可有癫痫发作、头痛、脑神经麻痹、截瘫等。原发于中枢神经系统的NHL少于1%，疾病过程中侵犯中枢神经系统的约占10%。NHL发生脑膜病变比脊髓压迫及颅内其他病变更为常见。

7.其他

可侵犯皮肤、骨髓、肾脏、甲状腺、前列腺及生殖系统等，出现相应的临床表现。

## 三、辅助检查

### （一）外周血常规和血清学检查

大多数早期患者血常规无改变，晚期可出现贫血。白细胞、血小板计数一般正常。合并溶血性贫血时，网织红细胞升高，Coomb's试验可阳性。白血病期，血常规可有改变，血涂片可出现幼稚细胞。血沉增快提示疾病活动。乳酸脱氢酶水平提示肿瘤负荷大小，血清转氨酶增高常表示肝脏有瘤细胞浸润。血清碱性磷酸酶增高时要注意有无骨损害，β微球蛋白与预后有关。此外，血尿酸、铁蛋白可增高。

### （二）骨髓检查

淋巴瘤白血病期时，骨髓内可出现淋巴瘤细胞。骨髓活检的阳性率（9%～22%）

高于骨髓涂片（3%）。

### （三）病理组织学检查

淋巴结或其他累及组织的病理组织学检查是确诊淋巴瘤及病理类型的主要依据和唯一的手段。必要时需多部位多次淋巴结活检，提高诊断率，并用单克隆抗体做免疫学分型。目前最新的HD分型为2000年WHO在REAL分类的基础上，结合对结节性淋巴细胞为主型霍奇金病的认识，提出了一个更合理的分类：①结节性淋巴细胞为主型（NLPHL）。②经典型。③结节硬化型，Ⅰ级和Ⅱ级（NSHL）。④富淋巴细胞经典型（LRHL）。⑤混合细胞型（MCHL）。⑥淋巴细胞消减型（LDHL）。NHL的病理分型尚在发展中，最新的分型遵循WHO新分类法。

### （四）影像学检查

包括X线、CT、MRI、PET、淋巴造影、胃肠道造影、B超和骨扫描等。这些检查有利于了解深部病变的侵犯范围、程度，为临床分期、制订治疗方案、疗效观察及预后判断提供依据，是淋巴瘤诊断中必不可少的手段。

### （五）其他

染色体易位的检查有助分型诊断。如t（14；18）是滤泡细胞淋巴瘤的标记，t（8；14）是伯基特淋巴瘤的标记，t（11；14）是套细胞淋巴瘤的标记等。B细胞重链（IgH）的基因重排和T细胞受体（TCR）的基因重排分析，能从DNA水平证实淋巴细胞来源的肿瘤是单克隆性的。

## 四、诊断与鉴别诊断

### （一）诊断

病理组织学检查是确诊淋巴瘤的唯一依据。特点是受累淋巴结或结外淋巴组织正常结构有不同程度的破坏，被新生瘤细胞替代。免疫组化标记可确定淋巴瘤细胞的起源和分化程度。

1.分期

Ⅰ期：病变局限于单个淋巴区域或单个结外器官或部位累及。

Ⅱ期：病变累及膈同侧两组或多组淋巴结，或累及单一结外器官伴膈同侧一组或多组淋巴结受犯。

Ⅲ期：病变累及膈两侧，主要在淋巴系统如淋巴结、脾或单一结外器官。

Ⅳ期：病变广泛累及1个以上结外器官或组织，如骨髓、肝、肺、骨骼、胸膜、肾及皮肤等，可伴或不伴淋巴结肿大。

2.分组

根据有无发热（38℃以上，连续3 d以上，且无感染原因）、盗汗及消瘦（6个月内体重减轻不少于10%）等全身症状，每期又分为A（无全身症状）和B（有全身症状）两组。

**（二）鉴别诊断**

1.慢性淋巴结炎

一般慢性淋巴结炎多有感染灶，在急性期沿淋巴管蔓延至相应的淋巴结，出现淋巴结肿大或伴红、肿、热、痛等急性期表现，抗感染治疗后淋巴结可缩小。慢性期淋巴结常较小，质地较软，淋巴结活检有助于诊断。

2.淋巴结结核

常有发热、多汗、消瘦、乏力等全身中毒症状，易与淋巴瘤全身症状相混淆。典型的淋巴结核患者常有肺部结核灶，淋巴结呈干酪样变，质地较软，或与皮肤粘连致活动度差。淋巴结活检可予确诊。值得注意的是，结核可与淋巴瘤并存，故经正规抗结核治疗效果不佳时，应尽快行病理活检。

3.淋巴结

转移性恶性肿瘤颈淋巴结肿大，应除外鼻咽癌、甲状腺癌转移；腋下淋巴结肿大应除外乳腺癌；左锁骨上淋巴结肿大应注意有无来自腹部的尤其是后腹膜的肿瘤；右锁骨上淋巴结肿大应除外纵隔和肺部的肿瘤等。

## 五、治疗

**（一）HD的治疗**

1.治疗原则

目前认为HD是最有可能治愈的恶性肿瘤之一，通常按早期HD和进展期HD采用不同的治疗方法。早期HD是指病灶局限、体积小（肿块直径＜10 cm，或纵隔肿块小于或等于胸腔直径的1/3）且不伴全身症状的患者，即ⅠA及ⅡA患者。进展期HD指除ⅠA和ⅡA外其余分期的HD。

2.治疗方案

早期HD：①单用放射治疗，照射野有局部、斗篷野、扩展斗篷野及（次）全淋巴结照射野几种，早期HD以局部照射为主，照射野范围是决定复发率的关键。②单用化疗，每3周至1个月重复一次。③放疗、化疗结合治疗，最近研究表明，短期的化疗加放疗既能有效治疗早期HD，又能将疾病复发率和治疗相关毒性降至最低点，是最具潜力的治疗方法。

进展期HD：①化疗，最常用的方案为MOPP和ABVD方案，前者不良反应主要为骨髓抑制及神经毒性，后者主要有呕吐、脱发及骨髓抑制，两组方案之间无交叉耐药，因此若对其中一种方案耐药可以选择另一种方案。②放疗，疗效不明确，常作为化疗后的辅助治疗，可能有助于疾病的控制，但对患者的总生存率无明显影响，且不良反应大，可造成患者早期死亡。

**（二）NHL的治疗**

1.治疗原则

NHL的多中心性发生倾向决定其治疗策略以化疗为主。对中、高度恶性淋巴瘤，首次治疗是治疗成功的关键，应一开始就给予足够剂量强度的正规方案治疗，争取达到完全缓解。放疗可作为巨大肿瘤部位化疗后辅助治疗手段，也可作为预防中枢神经系统侵犯的治疗手段之一。

2.治疗方案

手术治疗：原发性胃肠道NHL的首要步骤是外科手术，手术可减少肿瘤负荷，增强放疗、化疗的效果，延长生存期，原发性胃肠道NHL患者宜术后联合放疗和化疗。

放疗：放疗原则取决于病理类型和临床分期。局限的Ⅰ期病变及原发于扁桃体、鼻咽部等部位的肿瘤可予放疗。也可作为消化道淋巴瘤手术切除后的辅助治疗。低度恶性原发灶根治量为每45周45 Gy，中、高度恶性者为每5～6周50～56 Gy。

化疗：常用的方案为CHOP，对复发难治的NHL多采用MINE或ESHAP方案。如今对老年患者，在CHOP方案中大多选用对心脏毒性较小的吡柔比星、表柔比星或脂质体多柔比星来代替多柔比星。对于有白血病发展倾向的播散性淋巴瘤，可试用治疗急性淋巴细胞白血病的化疗方案，如VDLP方案。

**（三）生物效应调节疗法**

1.干扰素

干扰素对低度恶性淋巴瘤效果较佳，其次为中度恶性，高度恶性效果差。临床主要用α干扰素-2a或干扰素-2b，剂量为300万～500万U，隔天一次，皮下注射。起效较慢，一般至少连续应用1年。

2.利妥昔单抗

利妥昔单抗（美罗华）即抗CD20单抗，是B细胞单克隆抗体，可用于CD20阳性的NHL，一般与化疗联用，可部分提高患者的有效率及长期生存率。一疗程剂量为375 mg/m$^2$，可单用或与CHOP联用，总疗程为4～6次。

### 六、注意事项

老年人恶性淋巴瘤首发症状多变，对疾病的反应性低，结外淋巴组织起病方式发生率高，因而误诊率高，临床医师需要提高对老年患者恶性淋巴瘤起病方式和临床表现多样性的认识。早期诊断和治疗老年人淋巴瘤是延长生存期的关键。

对于老年人无痛性、进行性淋巴结肿大，抗菌药物治疗2周无效的情况下，应尽早作病理活检，以明确诊断。要重视病理检查在淋巴瘤诊断中的重要性，也要注意它的局限性，减少临床误诊率。

老年人治疗策略应个体化，治疗方案和药物剂量的选择应综合患者心、肝、肾和骨髓功能状况，要兼顾最大的治疗效应和老年患者的耐受性，调整化疗药物剂量、疗程，并辅以生物制剂以及支持治疗以提高长期生存率。

老年人免疫低下，基础疾病多，且随年龄增加化疗不良反应增强，化疗相关死亡率增高。在老年患者中以中晚期患者为主，恶性程度较高，复发和转移是老年淋巴瘤患者死亡的主要原因。

## 第三节 贫血

老年性贫血是老年人群的一种常见病。近年来，老年人贫血的患病率有上升趋势。据资料统计，老年人贫血患病率已达到50%～55%。同时老年人出现贫血后，由于其各组织及器官代偿能力差，并可影响到其他疾病，因而防治老年贫血应引起人们的重视。

### 一、定义

任何原因或不明原因所致的老年人全血红细胞数（RBC）、血红蛋白含量（HGB）和红细胞比容（HCT）低于健康老年人的正常值的一种病理状态称为老年性贫血。

### 二、诊断标准

世界卫生组织（WHO）的标准是HGB低于130 g/L（男性）和120 g/L（女性）。国内目前尚无60岁以上老年人贫血的统一标准，鉴于老年人的红细胞计数和血红蛋白浓度在男、女之间差别不大，目前认为白仓提出的RBC $< 3.5\times10^{12}$/L、HGB < 110 g/L、HCT < 0.35作为老年人贫血的标准较为合适。①

①郭亮.老年高血压、高脉压、贫血的相关性研究[D].河北：华北理工大学，2023.

## 三、病因

老年人贫血也和其他年龄者一样，有各种不同病因贫血；随着年龄不同，各种贫血的患病率也有所不同。

慢性病引起的贫血是临床上最为普遍的一种类型，其发生率随着个体年龄的增长而呈现上升趋势。虽然在老年人群体中，由铁缺乏导致的贫血情况相较于年轻人群体有所下降，但它仍然是造成老年人贫血的第二大因素。此外，巨幼细胞性贫血在老年人中的发病率有所增加，相比之下，恶性血液疾病在这一年龄段的人群中则相对少见。

老年人贫血的成因多样，可能由单一因素或多重因素共同作用所致。其中较为普遍的原因包括营养状况不佳或是作为其他全身性疾病的并发症出现。

### （一）失血过多

如消化道肿瘤、消化性溃疡、上消化道出血、痔疮出血等。

### （二）红细胞生成减少

#### 1.骨髓造血功能不良

如感染、内分泌障碍、慢性肾功能不全、结缔组织病、骨髓病性贫血、再生障碍性贫血等使骨髓造血功能受损，导致血红蛋白浓度下降。

#### 2.造血物质缺乏

人体造血过程依赖于多种关键成分，包括铁、铜、维生素$B_1$、维生素$B_6$、维生素C、叶酸以及蛋白质等。如果这些物质中的任意一种出现不足，都可能导致贫血的发生。

### （三）红细胞破坏过多

通常情况下，红细胞的产生与分解保持着一种动态平衡。然而，当多种因素导致红细胞分解速率加快，并超出了骨髓所能补偿的能力范围时，就会引发贫血症状。

#### 1.红细胞内在缺陷所致的贫血

例如遗传性球形红细胞增多症、红细胞葡萄糖-6-磷酸脱氢酶（G6PD）缺乏症以及地中海贫血等病症，在老年人群体中较为罕见。

#### 2.红细胞外因素所致的溶血

感染，如疟原虫、溶血链球菌等感染。

免疫性溶血性贫血。

药物，长期服用降糖药、利尿剂、抗癫痫药等。

其他如脾功能亢进、血型不合的输血后溶血等。

## 四、临床特点

在老年人群体中，继发性贫血较为常见，其比例大约为87.1%。通常与老年人可能并发的多种健康问题相关联，比如恶性肿瘤、各种感染、肾脏功能障碍、长期慢性出血状况以及某些类型的代谢性疾病等，还包括药物使用的影响。如果遇到原因不明且逐渐加重的进行性贫血，应高度警惕潜在恶性肿瘤的可能性。即便是在轻度贫血的情况下，也应当仔细探究其背后的原因。

鉴于老年人体内器官普遍存在一定程度的老化现象，并且经常伴有心脏、肺部、肝脏、肾脏以及大脑等多器官的健康问题，其造血系统的应急反应能力相对较弱。因此，这类人群对于贫血状况的适应性较低，即使是轻微或中度的贫血状态，也可能会表现出显著的症状，尤其是在贫血情况快速发生时。

多表现为心脑血管病的症状，因而易忽略贫血的检诊。

老年群体中，贫血状况容易引发中枢神经系统的相关症状，这有时会导致误诊。不少老年人初次就医时，所呈现的主要症状可能涉及神经系统或精神状态的变化，比如情绪冷漠、抑郁倾向、易怒、出现幻觉等情况，严重时甚至会发展到精神混乱的状态。

由于皮肤色素的积累以及眼睑结合膜出现充血现象，老年人的皮肤和黏膜状况与贫血的实际程度之间并不总是成正比关系。

老年人贫血通常由多种因素共同作用引起，例如部分病例中存在胃肠道疾病，这不仅阻碍了叶酸和维生素$B_{12}$的有效吸收，进而引发营养不良性巨幼细胞性贫血；而且这些患者还可能伴有慢性失血，从而导致缺铁性小细胞性贫血。由于病因复杂多样，在临床症状及实验室检测结果上往往缺乏典型特征，为疾病的准确诊断与有效治疗带来了挑战。

随着年龄的增长，老年人的免疫系统功能逐渐衰退，这体现在血清中IgM水平的降低以及自身免疫活性细胞对于正常组织识别能力的减弱。因此，这一人群更容易出现自身免疫性溶血性贫血的情况。

## 五、老年人常见的贫血

### （一）老年缺铁性贫血

缺铁性贫血是一种由于体内用于合成血红蛋白的储存铁耗尽而导致红细胞生成受限的小细胞低色素性贫血。在老年人群体中，其发病率仅次于慢性病引起的贫血，且男女患病概率无显著差异。老年患者常因肥胖、血脂异常及糖尿病等因素而过度限制富含铁质的食物摄入，如肉类、肝脏和蛋类等，加之消化系统功能衰退（例如胃肠道黏膜萎缩与胃酸分泌减少）导致铁吸收不良，以及由长期存在的胃肠道疾病引发的慢性出血现象，构成了老年人出现缺铁性贫血的主要成因。

1. 临床特点

老年女性因已不受月经妊娠和哺乳的影响，患病率与男性无差异。

与中青年人相比，老年人在出现贫血症状时更易表现出吞咽疼痛、舌部萎缩以及口角干裂的现象。

常可出现血液三系减少。

2. 诊断

临床表现及体征：患者感到持续性的疲倦无力，伴有过度睡眠倾向；出现听觉异常如耳鸣现象；食欲明显下降；心跳加速且在体力活动后心悸气短症状加剧；情绪波动较大；面部缺乏血色呈现苍白状态；皮肤和毛发失去光泽显得干燥；下肢尤其是踝关节周围存在水肿情况；心脏听诊时可发现心尖区有收缩期杂音。

实验室检测结果显示，患者存在小细胞低色素性贫血的症状，其平均红细胞体积（MCV）小于 80 $\mu m^3$，血红蛋白浓度（HGB）低于 110 g/L，红细胞计数（RBC）少于 $3.5\times10^{12}$/L。此外，患者的血清铁含量减少至 10.7 μmol/L 以下，血清铁蛋白水平低于 12 μg/L，同时血清中铁的饱和度也下降到了 16% 以下。

骨髓检查显示红细胞形态大小各异，且中心区域呈现浅染现象；铁染色结果显示含铁血黄素颗粒已消失，同时铁粒幼细胞数量显著减少。

诊断要点：对于呈现典型症状的情况，其诊断过程相对直接。依据病因而定的红细胞形态分析、铁代谢状态评估、骨髓中红色系列的变化以及铁染色技术的应用均可辅助确诊。此外，采用口服铁剂治疗作为实验手段，是一种简便且有效的确诊缺铁性贫血的方法。当患者开始接受每日铁剂补充时，网织红细胞的数量会在短时间内显著增加，并于 5 ~ 10 d 内达到峰值，随后逐渐恢复至正常水平。值得注意的是，这种特定反应仅见于缺铁性贫血患者。

在缺铁性贫血的确诊过程中，深入探究其根本成因至关重要。为此，需要执行一系列全面而系统的身体检查，特别是对消化系统进行细致检查，以排除如溃疡、痔疮或肠道寄生虫感染等潜在因素。对于女性患者而言，还需额外关注其月经状况并完成相关妇科检查。此外，无论病因如何，均应将大便隐血测试纳入常规筛查项目中。基于初步检查结果所揭示的信息，可进一步安排特定的诊断手段，比如影像学研究或是生物化学与免疫学分析，旨在明确导致缺铁及其引发贫血的具体原因。

3.治疗

（1）病因治疗

对于患有缺铁性贫血的老年群体而言，首要任务是明确导致贫血的具体原因。针对病因进行治疗不仅有助于改善贫血状况，而且能够有效预防病情的再次发生。虽然单纯依靠补充铁剂可能暂时改善血液指标甚至恢复正常水平，但如果未能妥善处理潜在疾病，则难以长期维持疗效。

（2）铁剂治疗

在治疗过程中，推荐使用口服铁剂。具体方案如下：①硫酸亚铁，0.15～0.30 g，每日3次。②琥珀酸亚铁，0.1～0.2 g，同样每日3次，其对胃肠道的刺激相对较小。③力菲能，建议每次服用150 mg，每日2次，在4～6周后调整为每日1次，此药物也具有较低的胃肠道刺激性。为了减轻铁剂可能引起的胃部不适，建议饭后服用，并且初期从小剂量开始逐渐增加至所需剂量，一个疗程通常持续2～3个月。如果诊断明确并且治疗有效，患者症状可在1～2周内显著改善，网织红细胞数量在5～10 d内达到峰值，而血红蛋白水平则会在2周后开始回升，平均恢复时间为2个月。为了防止疾病复发，即使当血红蛋白恢复正常后，仍需继续补充一段时间以积累足够的储存铁量，即再延长一个月的用药时间。此外，在6个月时可考虑再次进行为期3～4周的巩固治疗。

如果在服用口服铁剂之后，网织红细胞没有显示出应有的反应，并且血红蛋白水平也没有提升，则需考虑以下几种可能性：①患者未能严格遵循医生的用药指导。②患者实际上并不存在铁缺乏状况，这时需要重新评估诊断结果。③持续存在的出血点，在老年患者中尤其要注意是否存在胃肠道肿瘤的可能性。④有慢性疾病，如感染、炎症或肿瘤等也可能干扰骨髓对铁元素的有效利用。⑤铁吸收障碍，可以考虑转换为使用注射形式的铁剂治疗。虽然缺铁性贫血可以通过注射铁剂得到有效管理，但由于此类治疗方法具有较高的中毒风险，同时相比口服给药更为复杂且成本更高，因此其应用必须基于严格的适应证判断。

该治疗手段适用于以下几种情况：①对于那些因口服铁剂效果不佳或由于胃肠道不良反应而无法继续服用的患者。②对于需要迅速改善贫血状况的个体，例如即将接受手术者。③适用于慢性失血难以控制的情况，尤其是当失铁量超过了消化道所能吸收的最大限度时。④针对患有胃肠道疾病或者已经进行过胃部切除手术的人群。⑤存在长期腹泻问题或是被诊断为吸收障碍综合征的患者。

在临床实践中，常用的铁剂注射类型包括右旋糖酐铁与山梨醇铁。对于右旋糖酐铁而言，其含铁量为5%，初次给药推荐剂量设定为50 mg，并通过深部肌肉注射的方式给予患者。若初次使用未见不良反应，则从第2天起每日剂量可增至100 mg。研究显示，每提升血液中血红蛋白水平10 g/L，需额外补充300 mg右旋糖酐铁。总的治疗剂量可通过公式计算得出：300×[目标血红蛋白浓度（g/L）－当前患者血红蛋白浓度（g/L）]＋500 mg（用于恢复体内储存铁）。值得注意的是，虽然右旋糖酐铁也可经由静脉途径给药，但由于这种方式可能伴随较多且较为严重的副作用，因此在实际应用中需要特别小心。相比之下，山梨醇铁则不适合静脉注射，每增加10 g/L血红蛋白，所需山梨醇铁剂量在200～250 mg。关于总剂量的估算方法，可以参照上述针对右旋糖酐铁所提出的计算方式。统计数据显示，约有5%接受铁剂注射治疗的个体可能会有局部疼痛、淋巴结炎症、头痛或头晕等症状；此外，发热、荨麻疹、关节痛、肌肉酸痛以及低血压也是较为常见的不良反应。极少数情况下，个别人群甚至可能出现过敏性休克现象。长期过量使用铁剂还可能导致铁中毒等严重健康问题。

（3）治疗要点

治疗要点：①积极寻找并处理导致贫血的根本原因或原发疾病。②在铁剂补充方面，对于中青年患者的标准治疗方法同样适用于老年人，但建议老年群体额外服用维生素C或稀盐酸，以促进铁元素的吸收效率。③如果经过规范化的铁剂疗法后，老年患者仅有血液学指标出现短暂好转，应当怀疑是否存在潜在恶性肿瘤。④若在使用铁剂治疗3～4周后效果不佳，则需重新评估是否未彻底消除缺铁的原因或者诊断结果存在偏差；值得注意的是，部分缺铁性贫血患者可能同时伴有铜缺乏症状，这类情况下单纯依赖铁剂治疗效果欠佳，适时添加铜剂可能会改善疗效。

**（二）慢性病性贫血**

慢性病性贫血，通常是指由其他系统疾病所引发的一类情况，比如长期感染、恶性肿瘤、肝部疾病、慢性肾功能障碍及内分泌失调等。这些疾病通过直接或间接的方式影响到造血功能，进而导致一种持续性的贫血状态。这种类型的贫血在老年人群体中尤为普遍。该类贫血的表现形式多样，除了基础疾病的临床特征外，还包括了贫血及其他血液学上的异常现象。鉴于老年人往往患有多种慢性疾病，因此这类因慢性病引起的贫血较为常见，并且由于其发展过程缓慢且不易察觉，加之症状缺乏特异性，使得诊断过程中容易出现遗漏或错误判断。

慢性病性贫血的发病机理较为复杂，主要涉及以下几个方面：红细胞存活时间缩短；骨髓生成血液的能力受损；从网状内皮系统向骨髓输送铁元素的功能出现障碍，进而引起血浆中铜含量及游离原卟啉水平上升。此外，在患有肾功能衰竭的情况下，还可能与红细胞生成素的缺乏相关。

1.慢性感染所致贫血

持续1～2个月的感染或炎症通常会导致轻度到中度的贫血现象。这种情况的发生主要是由铁元素利用效率降低所致。在正常情况下，肝脏和脾脏中的单核-巨噬细胞能够有效清除老化红细胞释放出的铁。随后，这些可溶性的铁转移蛋白以及脱铁转铁蛋白进入巨噬细胞，并与其中的铁结合形成转铁蛋白。当携带转铁蛋白的巨噬细胞通过血液循环到达骨髓时，它们会释放铁质，供红细胞前体用来合成血红蛋白。随着铁的转移过程完成，脱铁后的转铁蛋白又重新回到血液中循环使用。然而，在存在炎症的情况下，炎性细胞会产生白细胞介素-1，刺激中性粒细胞分泌一种能够与铁紧密结合的蛋白质——脱铁传递蛋白。这种蛋白质会与脱铁转铁蛋白竞争结合铁的机会。一旦铁与脱铁传递蛋白结合形成了乳铁传递蛋白，则无法被有效地运输给红细胞前体，从而导致铁不能被充分利用。结果是大量的铁被困于巨噬细胞内，而无法参与到新的红细胞生成过程中去，最终引发低色素性贫血。除此之外，各种非特异性因素也可能激活单核-巨噬细胞系统，增强其对红细胞的吞噬作用，缩短了红细胞的存活时间。如果红细胞的破坏速度超过了造血组织所能提供的补偿能力，这将是慢性疾病性贫血发生的另一个重要原因。

贫血的症状往往被基础疾病的症状所掩盖。通常情况下，贫血并不十分严重，多表现为正细胞正色素性特征；但在重度贫血的情况下，则可能转变为小细胞低色素型。若排除了原发性疾病的影响，骨髓检查结果大致正常，骨髓涂片中铁粒数量未见减少，血清铁水平下降，转铁蛋白或总铁结合力处于正常范围或有所降低，铁蛋白含量保持正常或增加，红细胞内的游离原卟啉量增多。这些特点有助于区分贫血与其他类型的缺铁性贫血。

2.恶性肿瘤所致的贫血

相较于中青年群体，恶性肿瘤尤其是实体瘤在老年人中的发病率更高。因此，在老年患者出现贫血症状时，应特别注意排查是否存在潜在的恶性肿瘤。实际上，在某些情况下，贫血可能是胃癌或肠癌等恶性肿瘤最早显现的症状之一。

恶性肿瘤导致贫血的过程与慢性感染所引发的情况相类似，主要表现为铁元素的有效利用受到阻碍。除此之外，还有其他几方面的影响因素值得注意。

癌细胞转移至骨髓而影响正常造血机制，此称为骨髓病性贫血。

由于肿瘤细胞的快速增殖或消化道内肿瘤的存在导致营养物质吸收受阻，进而引发由造血原料缺乏所造成的营养不良性贫血。

肿瘤本身如消化道肿瘤所致胃肠道慢性失血。

放射治疗与化学疗法对造血系统的影响显著，尤其是对于骨髓功能已经衰退的老年患者而言，其对这两种治疗方法的耐受程度较低，更易遭受骨髓抑制的风险。

老年肿瘤患者免疫功能低下，容易感染从而导致贫血加重。

当癌细胞导致血管变得狭窄，或者肿瘤组织释放了促凝血因子，从而引发弥散性血管内凝血（DIC）时，纤维蛋白网的形成会阻碍红细胞正常流动，进而造成红细胞破裂，最终产生微血管病性溶血性贫血。

除了由原发病引发的症状之外，患者还常表现出不同程度的进行性贫血。其实验室检测结果与慢性感染导致的贫血特征相类似。如果骨髓受到肿瘤细胞的侵袭，则在骨髓样本中可以观察到癌细胞，并且可能会伴随中性粒细胞和血小板数量的下降；当出现弥散性血管内凝血（DIC）时，患者可能出现不能用原发病解释的栓塞、出血及休克；若同时存在溶血性贫血，患者则可能出现黄疸。

3. 肾性贫血

肾性贫血是由肾脏疾病恶化至肾功能衰竭或尿毒症阶段时引发的一种血液状况，它往往是尿毒症早期的一个显著标志。当患者的血清尿素氮水平超过17.9 mmol/L，且肌酐浓度高于354 μmol/L时，几乎可以确定会出现贫血。这种情况不仅限于慢性肾盂肾炎和慢性弥漫性肾小球肾炎患者，在糖尿病引起的肾病、肾囊肿、肾结核、肾动脉硬化等病症以及代谢紊乱或血液循环障碍导致的肾小球过滤效率下降中也同样存在。部分患者是在对上述健康问题进行常规检查时被诊断出患有贫血；另一些人则是因为出现了贫血症状而就医检查后才发现自己已经处于肾功能不全的状态。值得注意的是，在老年人群中，这种类型的贫血较为普遍。

该疾病的发病机制主要包括以下几个方面：①由于肾脏内分泌功能出现异常，导致红细胞生成素（EPO）的产生受到影响，从而减少了红细胞的数量，这是肾性贫血最为关键的因素之一。②体内代谢产物的积累会抑制红细胞的生成及其正常分化过程，并且还会损害红细胞膜，缩短其生存周期。③骨髓造血功能下降。④在尿毒症状态下，患者可能会因禁食、腹泻、出血等情况导致铁质、叶酸和蛋白质等营养物质缺乏；同时，尿液中蛋白质尤其是运铁蛋白的丢失也会加剧贫血状况。⑤尿毒症患者还可能因为各种原因导致慢性失血，进一步加重贫血。

除了一般的贫血症状与体征之外，患者还可能表现出肾功能衰竭的相关特征。血液学检查显示，该类型贫血属于正细胞正色素性贫血，且网织红细胞计数处于正常范围之内；与此同时，白细胞及血小板的数量通常也无明显异常。骨髓检查结果一般呈现为正常状态。然而，在肾功能恶化、尿素氮浓度显著升高的情况下，可能会观察到骨髓增生程度下降的现象，同时幼红细胞成熟受到抑制。

红细胞生成素（EPO）在肾病性贫血的治疗中有显著的效果，其疗效与所用剂量及治疗周期密切相关。此外，对于其他类型的慢性疾病导致的贫血，比如恶性肿瘤患者接受化疗后出现的贫血状况，EPO同样能够发挥积极作用。研究表明，对于老年尿毒症患者而言，虽然EPO可以有效改善他们的贫血症状，但相比年轻群体，老年人贫血恢复的速度较慢，并且需要更大的维持剂量来保持效果。值得注意的是，在使用过程中可能会遇到的主要不良反应是血压上升。建议起始给药方案为每次100 U/kg，每周3次，整个疗程不应少于2个月。在整个治疗过程中，应根据患者的反应情况适时调整药物用量，并且要密切关注血压变化采取相应措施。鉴于老年人更容易受到铁元素缺乏的影响，因此在治疗期间还应该加强对缺铁问题的关注和预防，以确保治疗成效。另有研究指出，EPO可能还具备调节免疫系统的能力，能够促进IgG、IgA等免疫球蛋白水平的提升。通过EPO治疗，不仅能够改善患者的生活质量，还能降低上呼吸道感染的风险。

4.肝病性贫血

由肝脏疾病导致的贫血状况，60岁及以上的老年人群体占所有老年性贫血病例的大约3%。在慢性肝病患者中，贫血是一种常见的症状，尤其在肝硬化患者中更为普遍。

贫血的主要诱因：①肝病患者体内的红细胞膜胆固醇水平升高，导致细胞膜硬化，使得红细胞更容易在脾脏中受损，从而缩短其生命周期。②当出现门脉高压或腹水时，血浆体积增加，造成血液相对稀释。③肝硬化、门脉高压症以及食管胃底静脉和痔疮出血等情况，加上肝功能不全引起的凝血因子减少，都会加剧贫血状况。④对于患有肝硬化的个体，特别是那些长期饮酒的人群，营养不良及叶酸缺乏可能导致巨幼细胞性贫血。⑤病毒性肝炎还可能引发肝炎后的再生障碍性贫血，在少数情况下，这种疾病可能会演变成单纯红细胞再生障碍性贫血。

贫血状况主要表现为正常细胞或轻微的大细胞性特征，其中多染性红细胞及网织红细胞的数量可能略有增加。骨髓检查通常显示出活跃的造血活动迹象，尤其以大型到中等大小的幼红细胞增生最为显著。

5.内分泌疾病性贫血

通常情况下，随着年龄的增长，人体内分泌系统的效能会有所下降。然而，在导致贫血的因素中，甲状腺、肾上腺及垂体功能减弱起着关键作用。

甲状腺功能减退患者常呈现不同程度的贫血。发病原因是甲状腺激素缺乏，机体组织对氧的需求降低，红细胞生成素处于较低水平，红细胞生成相对不足所致。临床上呈轻度或中度贫血，多为正细胞正色素性贫血，伴细胞轻度大小不一，骨髓象可呈轻度增生低下表现。

在肾上腺皮质功能下降时，可能会出现贫血。这种情况的发生主要由两个因素造成：一是肾上腺皮质功能不足导致脱水，在接受相关治疗后，随着血浆体积的增加，血液变得稀薄从而引发贫血；不过，经过1～2个月的皮质类固醇疗法之后，这种类型的贫血通常能够得到缓解。②肾上腺皮质功能减弱导致糖皮质激素分泌量减少，这会影响到机体的整体效能，特别是抑制了足够的红细胞生成素的产生，进而干扰了正常的红细胞形成过程，最终导致贫血的发生。

贫血现象可由垂体功能减退引起，这种情况下，通常是由于甲状腺及肾上腺皮质的功能受到影响所致。

在治疗方面，首要任务是针对基础疾病进行干预。随着基础疾病的逐步缓解，贫血状况通常也会得到改善。对于因内分泌腺功能低下导致的贫血情况，在补充了相应的激素后，贫血症状往往能够得到有效纠正。若患者同时存在叶酸、维生素$B_{12}$或铁元素缺乏的情况，则通过相应营养素的补充可以显著提升疗效。值得注意的是，除了慢性肾衰竭伴随的贫血较为严重之外，大多数慢性疾病所引起的贫血并不十分严重。

贫血较重者可输血，最好输浓缩红细胞，以暂时纠正贫血。

### （三）老年巨幼细胞性贫血

巨幼细胞性贫血，通常简称为巨幼贫，是一种由于体内叶酸或维生素$B_{12}$缺乏导致DNA合成受阻而引发的大细胞型贫血。该病症的发生可能与饮食中上述营养素的摄入量不足、消化系统效能低下、吸收障碍有关，也可能是因为某些慢性疾病（例如肿瘤、糖尿病等）增加了对这些营养素的需求或是加速了它们的流失。据估计，在老年人群体中，这种类型的贫血占所有贫血病例的比例为3%～4%。

#### 1.病因特点

叶酸是一种人体无法自行合成的营养素，必须通过饮食来补充。对于老年人而言，由于食欲下降或出于健康考虑限制了食物种类，导致他们从日常膳食中获取的叶酸量减少。此外，为老年人准备的食物往往经过长时间烹煮，这一过程会进一步破坏其中含有的叶酸成分。Buxton对40位认知功能正常的老年人进行了研究，发现其中有47.5%的人血清中的叶酸浓度低于1.5 μg/L；而在另外一组（同样为40人）被诊断为存在精神障碍的老年受试者中，这一比例上升到了67.5%。维生素$B_{12}$主要来源于动物性食品，在植物性食品中则几乎不存在。考虑到一些老年人可能因为体重超标或是血脂水平偏高而过度控制肉类消费，这也间接造成了他们体内维生素$B_{12}$水平偏低的问题。

研究表明，在营养不良的老年患者中，约有36%的人存在叶酸吸收的问题。此外，当发生萎缩性胃炎时，由于内因子的分泌量减少，导致无法有效形成维生素$B_{12}$-

内因子复合体，从而影响了回肠对维生素$B_{12}$的吸收效率。随着年龄的增长，个体血液中的维生素$B_{12}$浓度呈现出逐渐下降的趋势。

能够干扰叶酸代谢过程的药物有氨甲蝶呤与乙胺嘧啶，它们通过抑制三氢叶酸还原酶活性，从而阻碍四氢叶酸的生成。此外，苯妥英钠及苯巴比妥等物质可干扰叶酸在肠道中的吸收效率；而新霉素和秋水仙碱则对维生素$B_{12}$的吸收产生不利影响。

大细胞贫血主要分为营养性巨幼红细胞性贫血与恶性贫血两大类。前者因叶酸或维生素$B_{12}$缺乏所致，后者的确切病因尚未完全明了，但现有研究表明，内因子的缺乏或是分泌量下降可能是其主要原因之一。据统计，70%～95%的恶性贫血患者会出现神经系统相关症状。无论是营养性巨幼红细胞性贫血还是恶性贫血，在老年人群中均有较高的发病率，并且病情往往较为严重。

2.临床特点

老年巨幼细胞贫血患者除贫血外，常伴有白细胞和血小板减少。

感染发生率较高。

发病缓慢，常得不到及时诊断。

消化系统相关症状，例如腹部胀满、腹泻或便秘，通常被医生视为消化道局部问题的表现，而忽视了它们可能是巨幼红细胞性贫血的非血液学特征。尤其值得注意的是，神经系统和心理方面的异常往往被误认为是老年人自然衰老过程的一部分，从而降低了对巨幼红细胞性贫血警觉性。此类病症的典型特征包括四肢感觉异常、肌肉力量下降、协调能力受损、下肢僵硬导致行走不便、深部感知减退甚至丧失、腱反射减弱或消失乃至过度活跃、出现病理反射阳性反应等。此外，患者还可能出现膀胱与直肠控制功能障碍、记忆力衰退、情绪波动加剧直至精神状态异常等情况。上述症状多见于维生素$B_1$不足特别是恶性贫血病例中。相比之下，单纯叶酸缺乏较少引发上述复杂表现，但可能造成周围神经炎症。

舌炎，舌光滑、发亮、萎缩在老年人中较常见。

3.诊断

有贫血的一般症状，常有舌炎、典型的牛肉舌。

当红细胞的平均体积（MCV）超过100 $\mu m^3$时，这种情况通常伴随着血液中三系细胞数量的下降。

生化测定：维生素$B_{12}$和叶酸低于正常。

采用维生素$B_{12}$或叶酸进行为期4～5 d的治疗后，若血液中的网织红细胞数量有所增加，则表明治疗有效，其峰值通常出现在5～10 d内。

诊断关键点：患者通常表现为大细胞或正细胞正色素性贫血，且中性粒细胞核显示出多分叶特征。在骨髓检查中可以观察到红细胞系的活跃增生，并伴有正常红细胞与巨幼红细胞共存的现象。测定血清中的叶酸（低于6.8 nmol/L）和维生素$B_{12}$（低于74 pmol/L）水平是识别该疾病的关键依据之一。值得注意的是，在70%的恶性贫血病例中，患者的血液样本检测可发现抗内因子抗体呈阳性反应。

4.治疗

（1）病因治疗

如有肿瘤、慢性感染、腹泻等应积极治疗。

（2）叶酸

本方案适用于叶酸不足的患者。推荐口服剂量为每次5 mg，每日3次，一旦贫血状况得到纠正，则通常无需继续维持治疗。对于存在胃肠道吸收障碍的情况，可采用肌肉注射四氢叶酸的方式给予补充，剂量范围在5～10 mg，每日1次，直至血液指标完全恢复到正常水平为止。如果治疗效果不佳，应进一步考虑是否存在混合型贫血或其他潜在疾病的可能性。

（3）维生素$B_{12}$

维生素$B_{12}$缺乏的情况多数与该维生素吸收障碍相关，因此推荐采用肌肉注射的方式给予治疗。剂量通常设定在50～100 μg之间，施用频率为每日或每隔一日一次，直至总剂量达到1.8～2.0 mg为止。当贫血状况得到改善后，建议调整为每月1次，每次100 μg的维持剂量。对于那些无法根除致病因素的个体及恶性贫血患者来说，需要长期甚至是终身接受维生素$B_{12}$的补充治疗。若存在神经系统损伤，则可能需要增加给药量，甚至在特定情况下考虑采取鞘内给药的方法。

在采用维生素$B_{12}$进行治疗的过程中，由于大量的红细胞被生成，导致钾离子从细胞外向细胞内转移，从而引起血钾浓度降低。因此，在这种情况下，采取预防性地口服钾盐补充措施是非常必要的。此外，值得注意的是，血清与尿液中的尿酸含量可能会有所上升，这有可能对肾脏造成一定的损害。因此，对于肾功能的变化情况应当给予密切的关注。另外，治疗之后患者的血小板数量可能出现急剧增长的情况，这也要求我们警惕并防范可能随之而来的血栓形成风险。

对于患有部分胃黏膜萎缩导致的恶性贫血者而言，肾上腺皮质激素治疗显示出一定的疗效。这可能是因为该疗法有助于促进胃黏膜的再生以及内因子的分泌。因此，建议此类患者长期接受皮质激素治疗以维持健康状态。

经过叶酸与维生素$B_{12}$的治疗后，骨髓中的巨幼红细胞数量会在24 h内显著下降，并且通常于3～4 d内恢复到正常水平。中性粒细胞分叶过多的情况恢复正常则需要1～2周的时间。至于贫血状况的完全纠正，则预计需4～6周。

（4）治疗要点

治疗策略主要包括以下几点：①针对潜在的基础疾病进行治疗。②纠正患者饮食上的偏好及不当的烹饪方法。③适当补充叶酸或维生素 $B_{12}$。④对于由叶酸和维生素 $B_{12}$缺乏导致的巨幼细胞性贫血，在实际操作中由于这两种情况难以明确区分，建议同时给予维生素 $B_{12}$与叶酸治疗。值得注意的是，如果仅用叶酸来治疗存在维生素 $B_{12}$不足的情况，则可能会加剧神经系统损伤的风险。⑤对于那些严重贫血并在接受维生素 $B_{12}$和叶酸疗法后的患者来说，随着新细胞生成过程中钾离子大量进入细胞内，血清中的钾浓度可能突然下降，因此特别提醒老年患者群体需密切监测这一变化，并在必要时采取补钾措施。

**（四）再生障碍性贫血（再障）**

再生障碍性贫血，简称再障，是一种由于骨髓中负责生成血细胞的部分显著减少而导致的疾病，其直接后果是血液制造能力下降。据记载，在欧美地区，这种病症在普通人群中的发病率为每10万人中有2.2～2.4例；而在60岁以上的老年人群体中，这一数字则上升到了每10万人中有43.6例，基于此现象，西方医学界倾向于将再障视为一种主要影响老年人健康的疾病。然而，在中国，再障更常见于10～30岁的年轻人群体中。值得注意的是，近年来，我国老年患者的比例正在逐渐增加。

1.病因

对于那些未能明确病因的情况，医学上将其定义为原发性再生障碍性贫血；而当能够找到具体致病因素时，则被归类为继发性再生障碍性贫血。值得注意的是，在所谓的原发性病例中，实际上可能存在一些尚未被发现或较为隐秘的原因，导致其表面看起来缺乏明显的诱因。

物理因素：多种电离辐射，包括X射线、放射性同位素以及核武器爆炸所产生的辐射，都能够对骨髓中的造血干细胞及其微环境产生损害，从而干扰造血细胞的正常增殖与分化过程。

化学因素：苯及其衍生物被公认为是导致再生障碍性贫血（简称再障）的重要化学物质之一。值得注意的是，这种疾病的发生与接触剂量之间可能不存在直接关联，长期低剂量暴露比短期高剂量暴露所引发的风险更大。此外，其他一些化学制品，比如杀虫剂、重金属盐类以及染发产品等也有可能诱发再障。在药物方面，多种抗肿瘤药物、某些抗生素如氯霉素和四环素、磺胺类药物，还有抗风湿药物例如阿司匹林和保泰松，甚至是一些镇静药物如氯丙嗪都存在潜在风险。特别地，在所有由药物引起的再障案例中，因使用氯霉素而导致的情况最为普遍。

生物因素：主要是一些病毒，如肝炎病毒、EB病毒等。

2.发病机制

当前，随着实验研究的不断深入，越来越多的研究者指出，再生障碍性贫血的发病机制可能涉及造血干细胞损伤、骨髓微环境异常以及免疫系统功能失调等多个方面。

造血干细胞损伤：随着骨髓培养技术的进步，研究发现部分再生障碍性贫血患者的骨髓细胞在体外培养过程中存在干细胞缺陷。与健康个体相比，这些患者生成CFU-C、CFU-E、BFU-E的能力显著降低。多种致病因素均可对干细胞造成伤害，受损的多能干细胞自我更新的速度慢于其分化速度，这导致了干细胞数量逐渐减少，进而引起全血细胞计数下降。

造血微环境的缺陷：骨髓微环境主要包括其内部的微循环系统及基质成分。研究显示，这种特殊的微环境不仅为血液细胞生成提供了必要的支持和养分，还能够分泌对造血过程至关重要的因子。再生障碍性贫血患者的骨髓活检样本中观察到了静脉窦内皮细胞出现肿胀现象，同时伴有网状纤维数量增多以及毛细血管显著受损。这些发现表明，造血微环境中的病理变化是导致再生障碍性贫血发生的一个重要因素。

免疫机制：对于某些患者而言，再生障碍性贫血（简称再障）的发病可能与异常的免疫反应有关。研究发现，在体外培养条件下，无论是再障患者的骨髓还是其外周血液中的淋巴细胞，均能抑制红细胞和粒细胞的产生。尽管同种异基因骨髓移植未能成功治愈该病，但通过大量使用免疫抑制剂后，许多患者的自身造血功能得到了恢复。此外，有部分病例显示，仅采用抗淋巴细胞球蛋白疗法或给予高剂量肾上腺皮质激素治疗后，患者的临床症状也有所改善。这些证据表明，再障的发生与发展过程确实受到免疫因素的影响。

3.临床表现

急性再生障碍性贫血：亦被称为重症再障Ⅰ型，当慢性再生障碍性贫血的病情突然恶化达到重症标准时，则被定义为重症再障Ⅱ型。急性再生障碍性贫血发病迅速，其主要首发症状表现为感染引起的发热与出血。随着疾病的发展，贫血状况逐渐加剧。患者出血症状较重，不仅皮肤和黏膜上可见广泛的出血点，消化道出血及血尿也是常见症状；眼底出血可能导致视力受损，而在极端情况下，颅内出血甚至可能危及生命。此外，口咽部、呼吸系统以及肛周区域是常见的感染部位，且容易引发败血症。该病具有病程短促、死亡率高的特点。

慢性再生障碍性贫血：特点是病情发展较为缓慢，主要表现为贫血。其出血症状通常较轻微，多局限于皮肤及黏膜部位。感染情况相对较少见，并且往往能够得到有效控制。此病具有较长的病程，在接受恰当治疗的情况下，患者有可能达到缓解甚至完全康复的状态；然而，也存在部分病例长期未能得到彻底治愈的情况。

4.实验室检查

血液检查结果显示，红细胞、白细胞及血小板的数量均呈现下降趋势。贫血表现为正常大小与正常色素类型的特征。此外，观察到网织红细胞数量减少。在急性再生障碍性贫血的情况下，外周血液中的中性粒细胞计数低于$0.5\times10^9$/L，同时血小板水平也降至$20\times10^9$/L以下。网织红细胞的比例不足1%，其绝对数值则小于$15\times10^9$/L。

骨髓检查显示，在急性再生障碍性贫血中，有核细胞数量显著下降，与此同时，淋巴细胞、浆细胞、组织嗜碱细胞以及网状细胞等非造血细胞的比例则有所上升。此外，巨核细胞在这些病例中极为罕见甚至完全缺失。对于慢性再生障碍性贫血而言，尽管可能观察到局部区域的细胞增生现象，但至少存在一个部位表现出细胞生成不足的情况。如果整体上细胞增生活跃，则红系细胞中经常可见晚幼红细胞出现脱核困难的现象。同时，巨核细胞的数量也呈现减少趋势。

在面临诊断难题时，应当实施骨髓活检。与骨髓涂片相比，该方法在评估骨髓增生活动方面更具优势。再生障碍性贫血患者的骨髓检查显示，造血组织显著减少，而非造血成分比例增加；此外，巨核细胞数目下降，并伴随有间质水肿及出血现象，这些变化共同反映了骨髓造血功能的损害。

其他检测措施：①成熟中性粒细胞内的碱性磷酸酶活性呈现上升趋势；②核素骨髓扫描，能够评估骨髓中的造血总量及其分布状况，以此来判断造血组织减少的程度，对于非典型再生障碍性贫血的确诊具有辅助作用。

5.诊断

再生障碍性贫血诊断的标准，具体内容包括：①患者表现为全血细胞数量下降，其中网织红细胞绝对计数亦呈现减少趋势。②通常情况下不会观察到脾脏肿大。③在骨髓检查方面，至少在一个采样点上应显示出增生程度的降低或重度降低；即使在活跃增生的情况下，也需发现巨核细胞数目不足，并且非造血细胞比例增加的现象应在骨髓小粒中有所体现，理想状态下还应该进行骨髓活检等进一步检测以确认情况。④必须能够排除其他可能导致全血细胞减少症的原因。

老年再生障碍性贫血（简称再障）的特点如下：①该群体在发病前往往有接触已知致病因素的历史。②由于老年人的身体活动量较小，即使出现贫血症状也可能不够明显，加之皮肤色素沉着较重、眼睑结膜充血等因素，使得皮肤和黏膜苍白的现象容易被掩盖，这增加了早期诊断的难度。同时，考虑到老年人常常伴有其他慢性疾病，使得再障的症状表现更加复杂且不典型，从而加大了误诊的风险。③老年人群中的再障患者更易表现出严重的贫血、感染及出血症状，这些并发症可能导致心力衰竭、感染性休克或重要器官出血，最终威胁生命安全。值得注意的是，随着年龄增长，骨髓内脂肪组织增加而造血组织减少，红细胞寿命缩短，这种现象在老年再障患者身上尤为显著，其骨髓基质细胞支持造血的能力也相应减弱。④从治疗效果来看，老年人再障患者的预后较差。

6.治疗

（1）一般治疗

一般治疗措施：①应详尽调查潜在的致病因素，并迅速采取行动消除这些因素。②对于老年患者群体而言，由于其心血管系统的代偿能力相对较弱，推荐采用成分输血的方式，以降低心力衰竭的风险。通过输注压积红细胞可以有效改善贫血状况；而浓缩血小板的输注则有助于控制出血现象。③在预防和治疗感染方面，需要保持皮肤与口腔卫生。如果患者的白细胞数量显著低于正常水平，则建议实施保护性隔离措施。一旦出现感染迹象，应及时给予有效的抗生素干预。此外，当中性粒细胞计数较低时，可通过皮下注射G-CSF或GM-CSF来提高中性粒细胞的数量。

（2）急性再障治疗

鉴于异基因骨髓移植对于老年再生障碍性贫血（再障）患者不太适用，当前的标准治疗方法是采用抗胸腺细胞球蛋白（ATG）或抗淋巴细胞球蛋白（ALG）、环孢素A以及高剂量的皮质类固醇联合疗法。首先，ATG与ALG作为免疫调节药物，能够抑制异常活跃的T细胞功能，促进辅助性T细胞数量的增长，恢复正常的T4/T8比例，并具有刺激细胞分裂的作用。临床上通常选择马源或猪源的ATG进行治疗，推荐剂量为10～20 mg/（kg•d），通过静脉滴注方式给药，连续使用4～5 d。其次，环孢素A作为一种有效的免疫抑制剂，主要作用于减少抑制性T细胞的数量。其临床应用建议剂量范围为5～12 mg/（kg•d），分两次口服服用，疗程至少持续3个月。最后，关于肾上腺皮质激素的应用，一般采用大剂量泼尼松龙静脉滴注的方式，起始剂量为20～30 mg/（kg•d），连续使用3天后逐渐减量，以后每隔4～7 d剂量减半，直至达到维持剂量20～30 mg/d。需要注意的是，在对老年人群实施上述治疗方案时应特别警惕可能出现的各种不良反应。综合来看，这种三联疗法对于再障或急性再障的有效率可达到60%～75%。

（3）慢性再障治疗

雄激素疗法：雄激素通过促进红细胞生成素的产生，从而改善患者的血液状况。临床实践中常用的药物包括丙酸睾酮（剂量为50～100 mg），采用肌肉注射的方式给药，频率可以是每日一次或隔日一次；另外还有司坦唑醇（2.4 mg/d），通过口服途径给药，通常在连续服用3～6个月后可见疗效，表现为网织红细胞数量先增加，随后血红蛋白水平上升。如果连续使用半年仍无明显效果，则建议停止该治疗方案。值得注意的是，此类药物可能会引起一系列不良反应，比如毛发过度生长、痔疮问题、女性患者可能出现月经暂停及男性特征增强的现象，以及肝脏功能受损等。此外，十一酸睾酮也是一种可供选择的治疗手段，推荐剂量为每日50 mg，疗程至少需要持续3个月。

皮质类固醇的应用：皮质类固醇能够抑制异常的免疫反应，并加强毛细血管壁，特别适用于由自身免疫因素导致的再生障碍性贫血或是伴有出血倾向的病例。在治疗过程中，推荐的泼尼龙剂量为每日20～30 mg，可以一次性服用或分次给药。

免疫抑制剂：对于由免疫系统问题引起的病症，使用诸如左旋咪唑、环磷酰胺这样的免疫抑制剂能够取得一定的效果。其中，左旋咪唑建议每次给予25 mg，日服2～3次，并且长期服用。这种药物以其较低的不良反应发生率和经济实惠著称，经常与雄性激素等其他药物联用以增强疗效。至于环磷酰胺，推荐的日剂量为50～100 mg，同样支持单次或多次给药方式。随着ATG及环孢素A等新疗法的出现，环磷酰胺在再生障碍性贫血治疗中的应用频率有所下降。

中医中药治疗：例如使用川芎嗪、复方皂矾丸等药物；通过辨证施治往往也能达到良好的治疗效果。

其他药物：一叶荻碱作为一种具有脊髓兴奋作用的药物，在治疗中通常按每日16 mg的剂量肌肉注射，一个疗程持续160～180 d。硝酸士的宁不仅能刺激脊髓活动，还能扩张微血管并改善造血环境，其给药方式既可连续也可间歇，每次剂量为1.5 mg，通过肌肉注射给药。对于慢性再生障碍性贫血患者而言，采取多种药物联合治疗并且延长疗程的做法被证明是有效的策略，现有资料表明，这种方法的成功率可以达到60%。

# 第七章 老年泌尿系统疾病

## 第一节 肾脏疾病

### 一、肾盂肾炎

**（一）病因及发病机制**

1.致病菌

以大肠杆菌、变形杆菌最多；其次为副大肠杆菌、葡萄球菌、粪链球菌、产碱杆菌、绿脓杆菌；偶见厌氧菌、真菌、病毒和原虫感染。

2.感染途径

上行感染为最常见的感染途径。

血行感染，在机体免疫功能低下或某些促发因素下，体内慢性感染病灶（如扁桃体炎、鼻窦炎、龋齿或皮肤感染等）的细菌乘机侵入血液循环到达肾盂引起肾盂肾炎。

淋巴管感染更为少见，细菌可经淋巴管引起肾盂肾炎。

直接感染，外伤或肾周器官发生感染时，该处细菌可直接侵入肾引起感染。

**（二）临床表现**

1.急性肾盂肾炎

（1）一般症状

高热、寒战，有时伴头痛、全身酸痛。

（2）泌尿系症状

腰痛，体检时可发现上输尿管或腰肋点有压痛，肾区叩痛。患者常有尿频、尿痛、尿急等尿路刺激症状。

（3）胃肠道症状

食欲不振、恶心、呕吐等。

2.慢性肾盂肾炎

老年人的慢性肾盂肾炎临床表现多不典型，常复杂多样，多有急性肾盂肾炎病史，常反复发作，病程较长。可有明显的全身感染症状，全身不适、体重减轻、低热、尿失禁、排尿困难、尿潴留、多尿等。少数患者表现为腰痛、腹部隐痛或肾绞痛。轻者可无症状，仅有尿液改变。个别患者以高血压、贫血为首发症状。

### （三）辅助检查

1. 尿常规

镜检白细胞增多，若见白细胞（或脓细胞）管型，则提示病变在上尿路。红细胞也可增多，血尿型者甚至为肉眼血尿。尿蛋白可增多，但一般小于2.0 g/d。

2. 尿细菌检查

取中段尿培养，计数大于$10^3$/mL有临床意义。但球菌繁殖速度较慢，尿含菌数达$10^3$～$10^4$/mL，已有诊断意义。根据临床需要，除做普通细菌培养外，高度怀疑原浆型菌株可做高渗培养，这可提高L型菌株培养阳性率。

3. 血清学检查

较有临床意义的为：①尿抗体包裹细菌检查，有助于尿路感染的定位诊断。②鉴定尿细菌的血清型，有助于区分再发性肾盂肾炎的性质。

4. 肾功能检查

慢性期可出现持续性功能损害：肾浓缩功能减退、肾酸化功能减退、内生肌酐清除率降低、血尿素氮升高、血肌酐增高等。

5.X线检查

对慢性或久治不愈者，可做尿路平片、静脉肾盂造影、逆行肾盂造影等。必要时可做肾CT扫描或磁共振扫描。

6. 同位素肾图检查

可了解肾功能、尿路梗阻、膀胱输尿管反流及膀胱残余尿情况。

7. 超声波检查

是目前应用最广泛、最简单的方法，它能筛选泌尿道发育不全、先天性畸形、多囊肾等。

### （四）治疗

1. 一般治疗

休息，多饮水。对慢性肾盂肾炎，首要的是寻找并去除导致发病的易感因素，才能彻底有效治疗而不再发。

2. 抗菌药物治疗

常用药物有复方磺胺甲噁唑、喹诺酮类、氨基苷类、头孢菌素类等。慢性肾盂肾炎的抗菌治疗常需两类药物联合应用，必要时中西医结合治疗，疗程宜适当延长，通常治疗2～4周。

### （五）预防措施

多喝水，饮食宜清淡，忌肥腻、辛辣之品。注意会阴部卫生，注意适当休息，忌忍尿、纵欲、过劳，要增强体质，提高机体的防御能力，是预防本病的重要方面。

早发现、早诊断、早治疗。

发现危险因素并进行干预，抗菌治疗的同时，特别是对疗效不佳或频频再发者，必须寻找并去除易感因素，如男性的前列腺炎、女性的阴道炎及宫颈炎，减少不必要的导尿及泌尿道器械操作等。

## 二、肾小球肾炎

以往认为老年人很少发生急性肾小球肾炎，实际并非如此。近来有一组74例肾炎患者肾活检报道，23例急性肾小球肾炎中，60岁以上老年人占43%，可见老年人急性肾小球肾炎并不少见。

### （一）病因

与溶血性链球菌以及一些其他细菌感染（上呼吸道感染、皮肤感染等）有关，这些细菌的感染引起肾脏的免疫反应而发生肾小球肾炎。

### （二）诊断

1.临床表现

发病前半月左右多有上呼吸道感染或皮肤感染等病史。

多数患者可有少尿，眼睑、下肢浮肿及血压升高。

由于老年人常有高血压、冠心病等心血管疾病，当发生急性肾小球肾炎时，往往缺乏典型症状，临床常可以心力衰竭为首发症状，或血压明显升高为主要症状，故诊断率低，常被漏误诊，容易发展为急性肾衰竭或慢性肾小球肾炎，应引起临床医师高度重视。

2.实验室及特殊检查

（1）尿常规检查

可见蛋白尿、镜下血尿、颗粒管型及红细胞管型。

（2）免疫检查

$CH_{50}$、$C_3$在急性期可下降。

（3）肾活检

可确定溶血性链球菌感染后肾小球肾炎改变。

（4）B型超声检查

双肾缩小，同时有长期肾炎病史及实验室改变者，即可诊断为慢性肾小球肾炎。

### （三）治疗

目前对肾小球肾炎尚无特殊有效的治疗手段，基本上采取对症治疗方法。

1. 卧床休息

特别是有血尿、浮肿、血压高、心功能不全、肾功能障碍等病情较重的患者，更应充分休息，以利病情恢复。

2. 抗生素治疗

对近期有感染史者，应给抗生素，如青霉素，青霉素过敏者用喹诺酮类或大环内酯类抗生素7～10 d，以清除抗原。

3. 利尿治疗

对水肿明显者，可给氢氯噻嗪25 mg、氨苯蝶啶50 mg，每日1～2次，利尿治疗。

4. 强心利尿

对有心力衰竭者，应用西地兰或地高辛加速尿治疗。

5. 降血压治疗

对血压高者，给钙拮抗剂、利尿剂降低血压。

## 三、肾病综合征

老年人的肾病综合征并不少见，其中以膜性肾病最多见，占30%～50%，其次为微小病灶型，虽然儿童多见，老年人也比较常见，占5%～20%；老年继发性肾病综合征比年轻人还多见，诸如糖尿病肾病、肿瘤性肾病（泌尿系或泌尿系外肿瘤）、肾淀粉样变、肾静脉血栓及多发性骨髓瘤等；此外老年多病长期用药，尤其是长期服用非激素类消炎药，亦可导致肾病综合征的发生。

### （一）诊断

具有肾病综合征四大特征：①大量蛋白尿，24 h蛋白定量超过3.5 g，尿沉淀可见颗粒管型及程度不等的红细胞。②血浆清蛋白降低。③高度浮肿，可有全身浮肿，并常伴有胸水及腹水。④高脂血症。其中①②项是诊断的必备指标。

由于老年人常有不同程度的肾小动脉（肾小球）硬化，而有非选择性蛋白尿、高血压、肾功能不全等，致使肾病综合征的临床表现不典型，应引起临床工作者的注意。

### （二）治疗

1. 对症治疗

（1）利尿治疗

对少尿、水肿明显需利尿治疗，不然有时会发生急性肾衰竭。常用利尿剂为：①一般情况下，应用氢氯噻嗪25 mg及氨苯蝶啶50 mg，每日1～3次口服。②少尿及水肿明显者，应用速尿20～40 mg，每日1～3次口服，肌注或静脉注射，速尿作用差时可用丁尿胺1～3 mg/次口服，其作用比速尿强20倍。③有继发性醛固酮增多症者，应用安体舒通20～40 mg/次，每日1～2次。[①]

（2）补充清蛋白

对血浆清蛋白过低、少尿水肿明显者，为提高血浆渗透压，以利尿减轻水肿，应用血浆100 mL或清蛋白10 g/次。为加强利尿，可在静脉输血浆或清蛋白后，给速尿20～40 mg，可增强利尿作用。

（3）降低血脂

一般肾病综合征血脂都有不同程度的增高，血脂增高又可促进肾系膜组织的增殖，并可促进肾小动脉的硬化，因此应给降脂治疗，常用藻酸双酯钠100 mg，每日3次口服，多烯康0.9～1.8 g，每日3次口服。

（4）预防和积极治疗各种感染并发症

感染可加重病情，使症状加重，给治疗造成困难。

（5）休息、饮食治疗

少尿水肿及肾功能不全患者应卧床休息；水肿明显者应限制食盐，每日2～3 g，肾功能正常者可给予优质高蛋白饮食。

2.抑制免疫治疗

（1）环磷酰胺

对老年肾病综合征可作为首选药物，剂量为200 mg，隔日静注1次，总量为6～8 g。

（2）环孢霉素A

此药已在临床试用，据介绍治疗老年顽固性肾病综合征取得了一定效果。但此药不良反应较大，剂量宜小，一般每日每千克体重3～5 mg，应用时尤应注意肝肾毒性反应。

（3）肾上腺皮质激素

肾上腺皮质激素对肾病综合征疗效较好，对单纯微小病变型有效率可达80%～90%，但老年患者应慎用，其原因是：老年患者常同时存在肾小动脉硬化，故疗效较差；老年膜性肾病疗效差；老年糖尿病肾病禁用糖皮质激素；肾淀粉样变性无效；此外老年患者常合并有感染、骨质疏松症、股骨头无菌性坏死、溃疡病、精神障碍、高血压等病症，都不宜长期应用肾上腺皮质激素。除老年微小病灶型肾病，同时又无明显的上述合并症者可考虑应用肾上腺皮质激素外，一般应慎用。

①郐时民，陈刚.泌尿系统疾病合理用药[M].上海：华东理工大学出版社，2019.

# 第二节 尿路感染

尿路感染是老年人细菌性感染中最多见的类型，仅次于呼吸道感染。从无症状性菌尿到严重的毒血症及败血症都可发生。尿路感染应分为上、下尿路感染，局限于膀胱及（或）尿道者为下尿路感染，累及肾盂者为上尿路感染，二者不易区分时统称为尿路感染。

## 一、病因

老年人尿路感染患病率高（16%～43%），其原因有以下几方面。

衰老、营养不良、免疫功能减低、抗病能力低下以及患有糖尿病等因素，故易发生细菌性感染。

老年女性绝经期后雌激素分泌减少，阴道上皮萎缩，导致细菌易在阴道滋生，而发生尿路感染。此外，老年女性尿道松弛、尿道短，也是容易发生感染的原因。

老年男性前列腺液分泌减少，局部灭菌能力下降，以及前列腺炎、膀胱结石、憩室、神经原性膀胱致使膀胱无力，不能排空，残余尿增多，甚至造成尿液反流。

## 二、诊断

### （一）临床表现

1. 膀胱炎

主要表现为尿频、尿急及尿痛等膀胱刺激症状，急性膀胱炎患者表现更为突出。全身症状轻微或缺如。

2. 肾盂肾炎

具有上述膀胱炎的尿频、尿急、尿痛症状，是因为肾盂炎症波及膀胱，致使膀胱亦受到感染。

急性肾盂肾炎可有寒战、高热等全身毒血症状：当并发败血症时，因老年人反应能力差，急性感染征象可不明显，当出现精神症状或意识模糊时，应警惕败血症的发生，需及时做血液细菌培养。

慢性肾盂肾炎的特点是，具有长期反复尿路感染病史，可有肾性高血压及肾功能异常，如血肌酐及尿素氮升高，急性感染后肾功能急剧恶化，甚至出现尿毒症，并可有贫血、水电解质平衡紊乱。

3. 无症状菌尿

老年人菌尿阳性率，女性为5%～10%、男性为1%～2%，80岁以上老年女性可达18%，男性可达5%～10%，医院内感染阳性率更高。但临床无症状，尿常规正常，中段尿细菌培养阳性。

**（二）实验室及特殊检查**

1. 尿常规

白细胞增多，中段尿细菌培养呈阳性，菌落计数超过$1\times10^5$/mL。

2. 尿生化

长期反复尿路感染可出现不同程度的血肌酐及尿素氮升高。

3.B型超声

可见双侧或单侧肾体积缩小（肾萎缩）。

4. 静脉肾盂造影

可见肾盂肾盏变形，有时可见扩张及肾盂积水，还可见双侧或单侧肾影缩小（肾萎缩），肾功能减退时显影较差，严重肾功能减退时不显影。

## 三、治疗

**（一）初发性（或非复杂性）尿路感染**

因尿路的结构或功能无异常，治疗比较容易。无尿菌培养及药敏试验者，宜给广谱抗生素如氨苄青霉素、喹诺酮类、头孢菌素等，感染严重者剂量宜大（有肾功能不全者剂量不宜大），疗程宜长一些。这类患者一开始就应凭经验给抗生素3～7 d，待尿菌培养及药敏试验报告后，常选用敏感性强的抗生素，常规疗程14 d。如症状已控制，菌尿已消失，为巩固疗效，防止复发，应每月口服氟哌酸或复方新诺明7～10 d，共3个月。[①]

**（二）再发性尿路感染**

再发性尿路感染指半年内感染2次以上，或1年内有3次以上的感染而言，再感染多在停抗生素后1周内最迟一个月内发生，且尿菌培养及抗菌敏感谱相同。再感染的治疗原则为小剂量长疗程，即在充分治疗基础上，给予预防性应用抗生素，每天或每周3次小剂量（1片）氟哌酸或复方新诺明等，疗程为6～12个月，每隔半年做1次尿菌培养，这样的治疗方法可减少95%的复发率。

①刘桐君，陈艳来.泌尿外科住院老年男性肾结石合并尿路感染患者病原微生物检验结果及耐药性分析[J].生命科学仪器，2024，22（3）：35-37.

### （三）复杂性尿路感染

此型由于尿路结构或功能存在异常，而使抗生素的疗效欠佳，菌谱也广，且常有耐药性。应进行肾盂造影、膀胱镜及前列腺检查，在应用抗生素同时进行必要的外科治疗。因为此型尿路感染并非单纯抗生素所能解决的。

对严重肾盂肾炎治疗可分3个阶段，第一阶段凭经验用抗生素1～3 d，第二阶段根据药敏选用有效抗生素7～14 d，第三阶段开始在病情稳定情况下改用口服抗生素数周，并进行肾盂造影及膀胱镜检查，了解有无尿液引流不畅、狭窄梗阻等情况。如有外科指征，仍进行外科治疗，方能取得满意的疗效。

对前列腺疾病，行前列腺检查如发现前列腺肿大、压痛，前列腺液白细胞超过10个，并有脂肪滴的巨噬细胞，则提示有感染性前列腺炎。治疗开始静脉给氨苄青霉素、头孢菌素，症状缓解后改为氟哌酸、复方新诺明4周。伴前列腺肥大尿液不通畅者同时服竹林胺使尿液排出通畅，如梗阻严重（严重前列腺肥大或肿瘤）尿潴留者，则需外科手术切除或射频、激光等治疗，以解除梗阻。

对膀胱癌、膀胱颈严重肥厚影响排尿者均需外科治疗，对老年神经源性膀胱可行一些恢复膀胱功能的治疗，但疗效较差。

对留置导尿的医源性尿路感染，应尽量缩短导尿留置时间，因留置导尿感染率很高，每天有10%的尿路感染率，但多无症状，此外应服抗菌药物至去除导管后6～7 d，对并发有症状的尿路感染，应在尿菌培养及药敏基础上先静脉给药，后口服，同初发性尿路感染。

总之，老年尿路感染是很常见的，但治疗应根据初发性感染、再发性感染、复杂性感染等不同情况，采取不同措施，方能取得满意效果。

## 第三节 膀胱肿瘤

膀胱肿瘤是泌尿系统最常见的肿瘤，多见于老年人，年龄较高者发生恶性程度的机会较多，男性发病率较女性高4倍。虽然膀胱乳头状癌的瘤组织分化良好，从形态学上可以认为是良性肿瘤，但由于它治疗后经常容易复发，因此临床上仍考虑为恶性肿瘤。其复发的部位不一定在原来发生肿瘤的地方，可以在膀胱其他部位，而且肿瘤发生的数目也可以增加，瘤细胞分化程度可比原来差，即恶性程度更高。

## 一、诊断

### （一）临床表现

1.无痛性血尿

无痛性间歇性肉眼或镜下血尿是膀胱肿瘤的主要症状。因为有血尿而无痛，常不被老年人重视，不去就医而延误诊断。有统计表明在血尿一出现就立即诊断并治疗者，绝大多数患者可能治疗，而在血尿1个月后就诊者，若为浸润性癌则3年生存率由60%降至25%。所以老年人发现无痛性血尿后应立即就医，及时诊断治疗。[①]

2.膀胱刺激症状

出现尿频、尿急、尿痛症状，这是因为肿瘤坏死、溃疡和继发感染所致。

3.梗阻症状

出现排尿困难或尿潴留，是因为肿瘤较大或位于膀胱颈部，阻塞膀胱内口引起。

4.晚期恶病质

晚期膀胱肿瘤患者与其他癌症患者一样，可出现消瘦、贫血、身体衰弱或恶液质表现。

### （二）实验室及特殊检查

1.尿液镜检

除可发现无肉眼血尿的镜下血尿外，采取新鲜尿液找脱落的肿瘤细胞也是一种常用的简便方法。

2.B型超声波或CT扫描

为非侵入性检查，不但可以发现膀胱有肿瘤，还能帮助了解肿瘤浸润到膀胱肌层。

3.膀胱镜检查

可直接看到膀胱腔内有无肿瘤，并可了解肿瘤位置、数目、大小和类型，也可采取活体组织做病理检查；此外还可了解血尿的来源，即使位于膀胱以上，从膀胱镜内也可以看到哪一侧输尿管口喷血，从而证明该侧肾脏或输尿管内有病变。

## 二、治疗

### （一）手术治疗

1.经尿道切除术

对于浅表肿瘤，可用电灼、激光照射或切除。

①邵全全，马燕，姚梅琪，等.老年膀胱癌尿路造口患者衰弱的研究进展[J].护理与康复，2024，23（05）：87-90.

2.膀胱部分切除术

对于较大的单个比较局限的肿瘤，无远处转移征象，经尿道不易切除部位的肿瘤。

3.膀胱全部切除术

对于多发性肿瘤、巨大肿瘤应行膀胱全切除，男性包括前列腺。

**（二）放射治疗**

在手术前、手术后进行外部放射线照射和局部镭针治疗。

**（三）化学疗法**

1.局部化疗

适应于经尿道电灼或切除的膀胱肿瘤患者，可起到破坏残存的肿瘤组织、防止肿瘤复发的作用。常用化疗药物为噻替哌、阿霉素、丝裂霉素等。

2.全身化疗

适应于晚期膀胱肿瘤患者。常用药物为长春新碱、氨甲蝶呤、阿霉素等。

**（四）免疫疗法**

近年来应用卡介苗膀胱灌注，提高免疫功能，防止肿瘤复发，比用化学药物效果更好，但有时有不良反应，如膀胱刺激征和发热，可用抗结核药物给予控制。

近年来有试用白细胞介素-2，加卡介苗，膀胱内灌注治疗，效果良好，可减少卡介苗剂量。

干扰素也可用于膀胱内灌注，其效果与卡介苗相似。

## 第四节 前列腺癌

前列腺癌是男性泌尿生殖系统中最重要的肿瘤，也是人类特有的疾病。本病多发生在50岁以上，随年龄增长而增加，国外尸检资料显示，60岁组病例中的1/3、70岁组病例中的1/2、80岁组病例中的3/4存在着无临床症状的潜伏性前列腺癌。我国属于前列腺癌的低发区，但随着人类寿命延长、诊断技术的提高以及环境改变，我国的前列腺癌已较为多见，成为我国老年男性的常见肿瘤。

### 一、病因

前列腺癌的病因不明，大量临床资料提示，前列腺淋病、病毒及衣原体感染、性活动强度及激素的影响可能与发病有关。另外，高脂肪饮食、大量饮酒、环境污染及职业因素（过多接触镉）与发病也有一定关系。近年来的研究表明，细胞的遗传学损伤在前列腺癌的发病过程中起着重要作用。环境因素如放射、化学物质、物理损伤所致的DNA突变或其他类型异常，即原癌基因的激活和抑癌基因的丢失或突变，可在敏感细胞中产生致癌作用。

## 二、病理

前列腺癌最多发生于后叶，两侧叶偶有发病。前列腺癌一般分为以下三个类型：①潜伏型，小而无症状，不转移，常见于尸检。②临床型，有局部症状，侵犯明显，而转移较晚。③隐藏型，原发灶小、不易被发现，但常有早期广泛转移。

95%的前列腺癌为腺癌，少数为黏液癌、移行上皮癌和鳞状上皮癌。肿瘤多发生在前列腺外周带，约85%的前列腺腺体内有多个病灶。

前列腺癌可直接蔓延至尿道、膀胱颈、精囊及膀胱三角，但很少侵及直肠。淋巴转移最常累及闭孔及髂内淋巴结，髂外、髂总、主动脉旁和锁骨上淋巴结亦可累及。血行转移最常见的为骨转移，部位依次为骨盆、腰椎、股骨、胸椎、肋骨等。另外尚可转移至肺及肝脏。

## 三、临床表现

早期前列腺癌常无症状，当肿瘤增大，阻塞尿路时可出现与前列腺增生相似的症状，如尿流缓慢、尿频、尿急、排尿不尽、排尿困难等。血尿并不常见，晚期可出现腰痛、腿痛、大便困难等局部受侵、压迫的症状。一些患者以转移症状就医，而无前列腺原发症状。

## 四、诊断

早期前列腺癌临床不易诊断，血清酸性磷酸酶（PAP）及前列腺特异抗原（PSA）测定有时可提供线索。潜伏型的前列腺癌常在尸检中发现。对50岁以上患者，出现膀胱颈阻塞症状时经直肠指诊扪及前列腺硬结节，常提示前列腺癌。肿瘤晚期腺体增大坚硬、结节状、固定时诊断较易。常辅以下列检查以最后明确诊断。

### （一）生化检查

血清酸性磷酸酶（PAP）、前列腺特异抗原（PSA）的检测对肿瘤的诊断、分期及预后的判断均有帮助。

### （二）超声波检查

B型超声通过对前列腺异常回声的部位、包膜形态，对膀胱颈、直肠的侵犯情况等的探测，有助于诊断及分期，经直肠的腔内超声检查对前列腺癌的诊断更为准确。

### （三）影像学检查

静脉尿路造影可发现肿瘤压迫所致的输尿管、肾盂积水。骨骼照片可发现骨转移灶，放射性核素骨扫描更早、更易发现骨转移灶。CT及MRI分辨率高，对肿瘤的诊断及分期更为准确，但对早期病变诊断仍困难。

**（四）活体检查**

前列腺活检可以明确前列腺结节的性质及肿瘤病理分级，是诊断前列腺癌最可靠的方法，常采用B超引导下经直肠细针穿刺抽吸活检，此法操作简便，穿刺准确可靠，创伤小，是可疑前列腺癌的首选诊断方法。

## 五、鉴别诊断

前列腺癌须与前列腺良性疾病如前列腺增生、慢性前列腺炎等相鉴别，PAP及PSA测定和血浆锌的测定均有助于良恶性的鉴别。

## 六、治疗

前列腺癌的治疗主要有内分泌疗法、化学疗法、放射疗法及手术疗法。

**（一）内分泌疗法**

内分泌治疗是晚期前列腺癌的主要治疗方法，常用的方法有雌激素治疗，抗雄性激素类药物治疗，促性腺释放激素类似物促进剂及肾上腺酶合成抑制剂治疗等。

**（二）化学治疗**

内分泌治疗失败后，可选用单药或联合化疗，常用药物有环磷酰胺（CTX）、阿霉素（ADM）、泰素、长春新碱（VCR）、磷酸雌二醇氮芥（EMP）、顺铂（DDP）、氟尿嘧啶（5-Fu）等。

**（三）调强放射治疗**

1.靶体积的确定

前列腺腺癌的大体肿瘤靶区（GTV）较难分辨，因而无法单独勾画。有些研究者使用MR光谱或Prosta Scint扫描等功能性影像检查区分需增加剂量的GTV，但这些还在研究探索中。

临床靶区（CTV）有前列腺，有或无精囊、前列腺旁淋巴结，勾画范围取决于患者的危险指数（低、中、高）。①

2.靶区的勾画

在Fox Chase癌症中心，前列腺、精囊、前列腺旁淋巴结区域在MRI上勾画，MRI与CT模拟同时记录勾画结果。这两种扫描互相在1 h内获取数据。如单用CT模拟扫描，前列腺体积会因为较难精确确定前列腺尖端、基底和放射状边缘而多估计了

①龙永其，管晓东，周晓刚.实用泌尿外科学[M].长春：吉林科学技术出版社，2020.

30%～40%。

3.计划靶区的确定

计划靶区（PTV）是一个另加边缘形成的区域，将所有的靶位置的不确定因素都考虑在内，包括患者每天摆位和治疗期间因直肠充盈、膀胱充盈和呼吸所致的体位变动的误差。

考虑每次治疗的移动，需再增加1.1 cm的边界以确保治疗时CTV位于PTV95%区域内。为了减少这种不确定性，必须对前列腺进行固定（如每日直肠内放置气球）或每日对其位置进行确定（如摄植入标记的照射野片，治疗室内每日经腹超声检查或每日CT扫描）。虽然俯卧位前列腺移动会增加，但放疗时移动范围很小。

在Fox Chase癌症中心使用绝对PTV边缘，即向后外放5 mm，其他方向外放8 mm。如果每天用Nomos BAT超声系统做影像扫描来纠正每日位置移动，患者开始治疗时就可以使用这种较紧的边界。

4.剂量详细说明

在前列腺特异抗原时期就有一些剂量递增试验证实了三维适形放疗治疗患者对剂量的反应。似乎中度危险患者获益的呼声最高。

这些发现也在M.D.安德生肿瘤中心发表的前瞻性随机试验中得到了回应，其结果显示治疗前列腺特异抗原大于10的患者放疗78 Gy比放疗70 Gy更不易复发。在这个实验里剂量规定为同中心剂量。

在Fox Chase癌症中心，前列腺癌IMRT的剂量情况取决于患者的危险度。至少PTV的95%（D95）得到处方剂量。

5.正常组织勾画

整个直肠周围线的勾画从坐骨结节到空虚状况下的乙状弯曲处。模拟定位前灌肠，这对计划制定和评估直肠的剂量体积直方图（DVH）会产生一定的不利影响。

在Fox Chase癌症中心，因为每日都借助腹部超声确定位置，患者在膀胱半充盈状况下进行治疗。半充盈的膀胱可以使其在放射治疗时受量显著降低。膀胱的全部轮廓线是勾画出来的。目前尚无对尿道、神经血管束或阴茎球部的勾画研究。

**（四）手术治疗**

包括根治性前列腺切除术及内分泌腺切除术。目前鉴于诊断的水平和手段有限，确诊时已多为晚期，手术治疗效果不佳。对C期或D期患者采用内分泌腺（如双侧睾丸）切除是较好的姑息疗法。

## 七、预后

前列腺癌的预后与其分级、分期的关系极大。A期的患者，尤其是A1期，其治疗与否对生存率不产生影响，有淋巴结转移者预后差。细胞分化好的预后较好。A、B期，C期及D期患者的5年生存率分别为70%、50%、25%。故对进展期前列腺癌，如予以积极治疗，则生存率可有很大提高。

# 参考文献


[1] 包蕾，汤娜，张靖. 常见内分泌及代谢疾病诊疗[M]. 上海：上海交通大学出版社，2023.

[2] 陈舜娣，赵萃芳，杨天虎，等. 老年病护理流程再造[M]. 昆明：云南科技出版社，2022.

[3] 高鹏，周鸣鸣. 常见老年病康复护理标准化手册 第1册[M]. 苏州：苏州大学出版社，2019.

[4] 郭亮. 老年高血压、高脉压、贫血的相关性研究[D]. 河北：华北理工大学，2023.

[5] 李建，刘亚平，信伟. 内分泌与代谢疾病规范化治疗[M]. 上海：上海交通大学出版社，2023.

[6] 李园园. 老年病诊治与预防[M]. 长春：吉林科学技术出版社，2021.

[7] 刘勤社，邵丽黎，朱涛，等. 实用老年病临床手册[M]. 北京：中国中医药出版社，2015.

[8] 刘桐君，陈艳来. 泌尿外科住院老年男性肾结石合并尿路感染患者病原微生物检验结果及耐药性分析[J]. 生命科学仪器，2024，22（3）：35-37.

[9] 龙永其，管晓东，周晓刚. 实用泌尿外科学[M]. 长春：吉林科学技术出版社，2020.

[10] 陆惠华，方宁远. 老年医学新概念[M]. 上海：上海交通大学出版社，2021.

[11] 罗俊. 心血管疾病诊疗[M]. 武汉：湖北科学技术出版社，2022.

[12] 孟凡刚，亓民成，李超，等. 心血管疾病鉴别诊断与治疗[M]. 长春：吉林科学技术出版社，2023.

[13] 齐芳. 人体衰老机制添新说[J]. 新农村，2024（4）：56.

[14] 邵金金，马燕，姚梅琪，等. 老年膀胱癌尿路造口患者衰弱的研究进展[J]. 护理与康复，2024，23（5）：87-90.

[15] 孙洁. 老年病临床诊疗实践[M]. 天津：天津科学技术出版社，2020.

[16] 万朝晖. 常见老年病诊疗与预防[M]. 长春：吉林科学技术出版社，2022.

[17] 魏正萍. 原发性干燥综合征合并血小板减少的危险因素及治疗反应分析[D]. 云南：昆明医科大学，2024.

[18] 邬时民，陈刚.泌尿系统疾病合理用药[M].上海：华东理工大学出版社，2019.
[19] 许东波，刘珍，王利娜.运动康复训练用于老年冠心病患者中的效果观察[J].中国城乡企业卫生，2025，40（4）：33-35.
[20] 张从高.新编老年病诊断与治疗[M].长春：吉林科学技术出版社，2019.
[21] 郑金娥，薛维，杜雯，等.急性髓系白血病的精准诊治[J].巴楚医学，2025，8（1）：1-11.
[22] 周香，郑兰兰.慢性阻塞性肺疾病急性加重期患者凝血功能障碍与炎症和高碳酸血症的相关性分析[J].临床肺科杂志，2025，30（4）：587-591，596.